AF384474

Dr Constantino HERDOCIA

de l'Université de Paris

ANCIEN EXTERNE DES HOPITAUX
ANCIEN AIDE A LA CLINIQUE OPHTHALMOLOGIQUE
DES QUINZE-VINGTS
ANCIEN PREMIER ASSISTANT DU Dr GALEZOWSKI

CONTRIBUTION A L'ÉTUDE

DU

TRAITEMENT

DES

FISTULES RECTO-VÉSICALES ACQUISES

NON ORGANIQUES

CHEZ L'HOMME ET CHEZ LA FEMME

PARIS

IMPRIMERIE ET LIBRAIRIE CENTRALES DES CHEMINS DE FER

IMPRIMERIE CHAIX

SOCIÉTÉ ANONYME AU CAPITAL DE TROIS MILLIONS

Rue Bergère, 20

1904

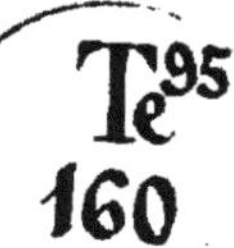
Te⁹⁵
160

D* Constantino HERDOCIA

de l'Université de Paris

ANCIEN EXTERNE DES HOPITAUX

ANCIEN AIDE A LA CLINIQUE OPHTHALMOLOGIQUE
DES QUINZE-VINGTS

ANCIEN PREMIER ASSISTANT DU D* GALEZOWSKI

CONTRIBUTION A L'ÉTUDE

DU

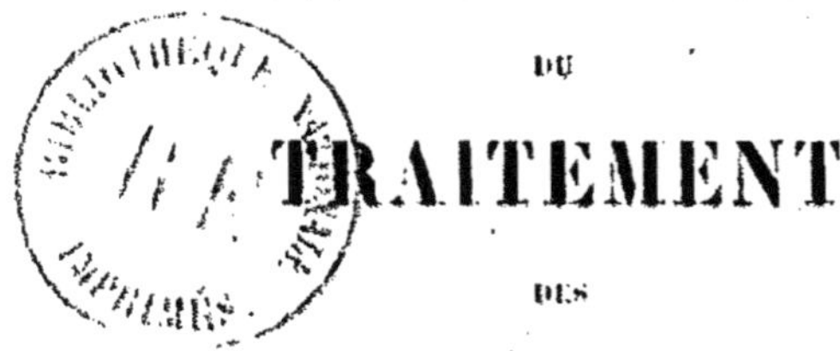

TRAITEMENT

DES

FISTULES RECTO-VÉSICALES ACQUISES

NON ORGANIQUES

CHEZ L'HOMME ET CHEZ LA FEMME

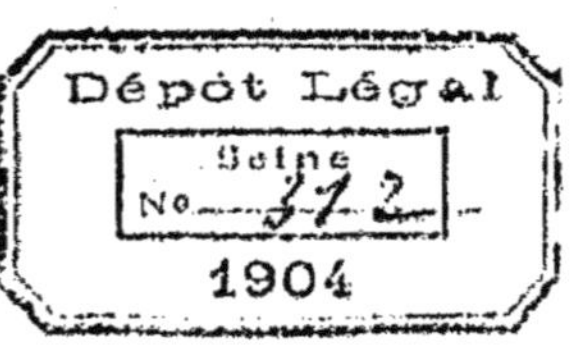

PARIS

IMPRIMERIE ET LIBRAIRIE CENTRALES DES CHEMINS DE FER

IMPRIMERIE CHAIX

SOCIÉTÉ ANONYME AU CAPITAL DE TROIS MILLIONS

Rue Bergère, 20

1904

CONTRIBUTION A L'ÉTUDE

DU

TRAITEMENT

DES

FISTULES RECTO-VÉSICALES ACQUISES

NON ORGANIQUES

CHEZ L'HOMME ET CHEZ LA FEMME

AVANT-PROPOS

C'est sur le conseil de notre maître, M. le Professeur agrégé Albarran, aidé par nous dans une opération rapportée au cours de ce travail, que nous avons pris pour sujet de notre thèse *l'étude comparative des différents traitements des fistules recto-vésicales acquises, chez l'homme et chez la femme*. Nous avons à dessein laissé de côté le traitement des fistules cancéreuses, tuberculeuses, syphilitiques et actinomycosiques, car il nous aurait fallu faire le traitement du cancer, de la tuberculose, de l'actinomycose et de la syphilis du rectum et de la vessie.

Avant d'aborder notre sujet, il nous reste cependant un premier devoir à remplir. Arrivé maintenant au terme de nos études médicales, nous devons présenter à nos maîtres notre profonde et sincère gratitude pour l'intérêt et la bonté qu'ils nous ont toujours témoignés et nous tiendrons à honneur de nous montrer digne de leur sympathique sollicitude.

Nous remercions M. le professeur Dieulafoy pour le bon accueil qu'il nous a toujours réservé dans son service de l'Hôtel-Dieu.

Que M. le professeur Guyon veuille bien accepter nos hommages respectueux et reconnaissants pour la bienveillance qu'il n'a cessé de nous témoigner pendant l'année que nous avons passée dans son service à l'hôpital Necker.

Que M. le professeur agrégé Legueu, dont l'enseignement éclairé nous a été si utile, reçoive ici l'assurance de notre dévouement: nous lui sommes très obligé de nous avoir fait profiter des ressources scientifiques du Service des voies urinaires et d'avoir, pour une si large part, contribué à notre éducation dans cette spécialité.

M. le docteur Pasteau, chef de clinique, nous a appris à connaître les avantages inappréciables de la cystoscopie. Nous ne saurions trop lui en être reconnaissant.

Nous tenons à remercier notre ami le docteur Cathelin, chef de clinique adjoint, qui nous a permis de suivre ses cours de médecine opératoire sur les chiens, et qui a mis son laboratoire à notre entière disposition pour y opérer nous-même.

Nous remercions aussi notre excellent ami le docteur Bonnel, ancien interne des hôpitaux, pour l'aimable obligeance dont il a toujours fait preuve à notre égard.

Nous adressons à M. le professeur Budin nos sincères remerciements pour l'accueil qu'il nous a fait à la clinique d'accouchements Tarnier.

Nous prions M. le docteur Dubrisay, ancien chef de clinique à la Faculté, de croire à notre inaltérable affection: nous n'oublierons jamais tous les services qu'il nous a rendus avec une si touchante amabilité.

Nous garderons un souvenir reconnaissant à M. le docteur Chevallereau, pour l'honneur qu'il nous a fait en nous nommant son aide dans son intéressant service des Quinze-Vingts.

Nous avons été pendant trois ans premier assistant de M. le docteur Galezowski à sa clinique de la rue Dauphine; qu'il veuille bien agréer nos sincères remerciements, et croire que nous apprécierons toujours son inoubliable bonté et la science éclairée dont il nous a fait profiter.

Nous remercions aussi M. le docteur Landolt, qui nous a témoigné la plus grande bienveillance, MM. les docteurs Kalt et Trousseau, dont l'accueil aux Quinze-Vingts a toujours été si aimable.

Nous ne saurons jamais assez exprimer notre reconnaissance à M. le professeur agrégé Monod. Ce maître nous a témoigné en tant de circonstances son intérêt, que toute notre vie, nous lui garderons un respectueux attachement.

Nous assurons de notre entier dévouement M. le docteur Arrou, chirurgien des hôpitaux, le distingué assistent de M. le docteur Monod, et nous prions M. le docteur Robineau, chirurgien des hôpitaux, d'agréer l'assurance de notre vive amitié.

Que M. le professeur agrégé Albarran reçoive ici le témoignage de notre reconnaissance pour la bienveillance qu'il nous a témoignée, et nos remerciements pour l'obligeance qu'il a eue de nous guider dans ce travail et de mettre à notre disposition ses observations.

Nous remercions M. le professeur Tillaux pour le grand honneur qu'il nous fait en acceptant de présider notre thèse.

Les auteurs classiques divisent le traitement des fistules recto-vésicales, c'est-à-dire « des orifices ou des trajets accidentels ou permanents, mettant en communication le rectum et la vessie et donnant passage à de l'urine, des gaz ou des matières fécales », en traitement médical et traitement chirurgical.

Avant cependant d'aborder l'étude proprement dite de ces traitements, il nous faut insister sur la nécessité qu'il y a d'établir, d'une façon exacte, la nature et le siège de la fistule, nature et siège qui commanderont la méthode thérapeutique. Le diagnostic sera généralement rendu facile par l'origine des accidents, le toucher et l'inspection du rectum, aidée ou non de l'usage du spéculum ani et de l'éclairage électrique de cet intestin. De même, le palper abdominal, et chez la femme le toucher vaginal, pourront quelquefois faire constater des engorgements, qui, en permettant d'apprécier le point de départ des accidents, donneront des renseignements que l'examen cystoscopique viendra éclairer et corroborer. Si le doute existait encore, on pourrait avoir recours aux injections poussées dans la vessie, et, mieux, à l'injection préconisée par Duménil, d'une solution très faible de perchlorure de fer dans la vessie, pendant qu'on introduit dans le rectum une éponge imbibée d'une solution de prussiate jaune de potasse à 1 pour 500. Lorsque la fistule est accessible, on pourra tenter d'y introduire un stylet ou une sonde malléable, pendant que, dans la vessie, on aura introduit un cathéter, et l'on pourra ainsi connaître la direction, la longueur du trajet unissant les orifices de la fistule.

Ceci dit, nous allons successivement passer en revue les différents moyens préconisés pour la cure des fistules recto-vésicales, et nous ferons suivre chaque méthode thérapeutique des observations s'y référant, que nous avons pu trouver dans la littérature médicale. Il n'existe pas, en effet, de travail d'ensemble sur ce sujet, les cas de fistules non néoplasiques sont d'ailleurs très rares. Nous n'avons pas la prétention de combler cette lacune, mais simplement d'apporter une modeste contribution à l'étude de cette intéressante question. Nous étudierons donc d'abord le traitement médical, puis les différentes méthodes opératoires préconisées pour la cure des fistules recto-vésicales.

HISTORIQUE

« *Cui persecta vesica lethale* », avait dit Hippocrate, et son opinion eut cours jusqu'au xviᵉ siècle. Bien que les auteurs aient distingué alors les plaies vésicales en curables et en incurables, les observations manquent, « soit que les chirurgiens aient douté de leur diagnostic pour ne pas donner tort à Hippocrate, soit qu'ils n'aient osé publier leurs observations de peur d'être traités d'hérétiques et d'impudents par les colléges médicaux orthodoxes » (Bartels). Et cependant il ne s'agit là que de lésions traumatiques, aussi ne faut-il pas s'étonner d'entendre proclamer à Boyer que « la fistule vésico-intestinale est au-dessus des ressources de l'art ».

Avec J.-L. Petit on voit appliquer au traitement des plaies recto-vésicales la sonde en S, qui draine. Avant lui on abandonnait à lui-même le porteur d'une fistule recto-vésicale ; tout au plus lui faisait-on suivre un régime alimentaire spécial, destiné à empêcher les matières fécales de passer dans la vessie : quelquefois on faisait des lavages rectaux et vésicaux, et, lorsqu'arrivait la période de suppuration, on saignait le malheureux patient. Cependant, pour prévenir ces accidents de suppuration, des chirurgiens plus éclairés cherchèrent-ils à faciliter l'écoulement de l'urine par l'urèthre en introduisant par ce canal dans la vessie une mèche de linge ou de charpie. Mais bientôt l'usage de la sonde que J.-L. Petit avait substituée à ces moyens se généralisa. Tantôt le cathéter est laissé à demeure, tantôt on répète plusieurs fois par jour le cathétérisme. J.-D. Larrey érige en principe l'usage de la sonde à demeure dans les plaies recto-vésicales et il dit, dans ses Mémoires, que c'est au moment où les escarres se détachent, du septième au neuvième jour, que la sonde flexible doit être introduite dans la vessie par l'urèthre. Houel l'emploie dès le début de la lésion, dès le traumatisme, puisqu'il ne s'agit alors que de plaies recto-vésicales. Beck, au contraire, après H. Larrey, conseille la position déclive de la plaie ; enfin Neudoerfer draine avec des tubes à drainage introduits dans la plaie. Jusqu'alors il n'a été question que du traitement des fistules traumatiques recto-vésicales, ou pour mieux dire, des plaies recto-vésicales ; c'est véritablement la période médicale du traitement des fistules recto-vésicales, et il faut en arriver à des temps plus près de nous pour leur voir appliquer pour la première fois les moyens chirurgicaux.

Tout d'abord, on a cherché à détourner le cours des matières fécales, à empêcher les fèces de passer dans la vessie, et pour cela on établit un anus contre nature. Au début on faisait presque toujours un anus lombaire suivant la méthode Amussat-Calissen, puis on eut recours à l'anus iliaque de Littre, bien que Duménil, qui le fit pour la première fois pour l'affection qui nous intéresse, reproche à ce procédé de ne pas établir facilement un éperon empêchant les matières de passer dans le bout inférieur de l'intestin. Aussi Balance, pour éviter cet inconvénient, conseillait-il de suturer le bout central du côlon à la plaie abdominale, puis d'oblitérer le bout périphérique de l'intestin par des sutures et de le rentrer dans la cavité abdominale. Aujourd'hui que l'anus iliaque est de pratique courante, que la technique en est bien établie et que cette opération a fait ses preuves, le reproche de Duméail n'a plus sa raison d'être.

A cette méthode indirecte Root avait, dès 1868, substitué la méthode directe, lorsque pour la première fois il tenta par la voie rectale d'oblitérer par des sutures ce qu'il croyait être des fistules ; il avait cependant déjà été devancé par Desault et Baudens qui fendaient comme une fistule à l'anus toutes les parties molles, rectum compris, à partir de l'orifice fistuleux. Mais ce n'est que vers 1871 que Simon d'Heidelberg intervient par sphinctérotomie pour traiter deux fistules vésico-rectales. Puis survient la laparotomie, appliquée par Czerny à une fistule cancéreuse, enfin l'action directe par voie vésicale suggérée par M. le professeur Le Dentu dès 1884, et appliquée par Pousson, dans un cas de fistule vésico-intestinale. Plus récemment encore on a proposé d'aborder le rectum par sa face postérieure ainsi qu'on le fait dans l'opération de Kraske et de suturer directement les orifices fistuleux mis à nu.

A. — FISTULES RECTO-VÉSICALES CHEZ L'HOMME

I. — Traitement médical.

En présence d'une fistule vésico-rectale, différentes indications thérapeutiques se posent. D'une part il faudra s'assurer si l'urine trouve un libre écoulement du côté de l'urèthre : dans le cas où l'on rencontrerait quelque obstacle, le premier soin sera de rendre au canal son calibre normal, de même du côté du rectum on s'assurera si la voie est libre. D'autre part, par un régime approprié on soutiendra l'état général du malade et évitera localement le passage des produits d'excrétion par la voie anormale en facilitant leur écoulement par les voies naturelles.

Le malade devra suivre un régime assez sévère : il prendra des aliments susceptibles de le nourrir sous un petit volume, donnant le moins de résidus et de corps étrangers ; il évitera d'avaler des pépins de fruits, des petits os de gibier, qui en passant dans la vessie pourraient devenir le point de départ de calculs ou qui, en s'engageant dans l'urèthre, provoqueraient de la rétention et ne seraient expulsés qu'au prix des plus vives souffrances.

Il faudra obtenir chez lui une grande régularité des selles : le plus souvent on devra éviter la diarrhée, certains malades n'accusant le passage des fèces dans la vessie qu'en cas de diarrhée ; l'usage modéré de l'opium pourra, dans ce but, rendre de grands services. Enfin on pourra inviter le malade à rechercher les variations apportées dans la constitution de ses urines par les différentes attitudes prises dans la miction, et, si dans une position donnée, les gaz seuls passent dans l'urine, ou même ne passent pas, on pourra conseiller de toujours uriner dans cette position ; quelquefois même le malade devra conserver cette même position en dehors des mictions afin d'éviter le contact de l'urine avec la fistule.

Localement des lavements, des injections de liquides désinfectants dans le rectum et la vessie préviendront l'infection ; dans ce même but on veillera à ce que l'évacuation vésicale se fasse complétement afin d'éviter la rétention. Le cathétérisme, la sonde à demeure, seront employés avantageusement, une sonde rectale à demeure facilitera l'évacuation des matières et évitera leur contact avec l'orifice fistuleux. Enfin des corps étrangers vésicaux qui, par leur présence, pourront entretenir la fistule et faire point d'appel à l'infection, seront évacués.

Il conviendra surtout de mettre le malade dans les meilleures conditions au point de vue du repos, de l'hygiène générale afin d'entretenir les forces des malades, d'empêcher l'affaiblissement physique, l'abattement, qui font si rapidement cortège, dans cette affection répugnante, aux troubles fonctionnels.

Ce traitement est absolument indiqué au début de la maladie ; il pourra donner des guérisons complètes, mais même en cas de non-guérison il procurera toujours une amélioration, et lorsque le traitement chirurgical aura été institué il aura encore et surtout sa raison d'être, et devra être scrupuleusement observé.

TRAITEMENT MÉDICAL.

Pansements, hygiène, lavages vésicaux et rectaux. Médications opiacées, etc.

OBS. 1. — *Fistule vésico-rectale par balle. Traitement médical. Guérison.*

Ch. Klein, de Berlin, âgé de 25 ans, robuste et de haute stature, chasseur à la solde de l'Angleterre, se trouva le 11 décembre 1800, au combat que les Autrichiens livrèrent aux Français réunis aux Hollandais près Burgobrock en Franconie. Dans ce combat, ce chasseur reçut, au moment où il chargeait son arme, un coup de fusil à distance de vingt pas. La balle passa d'abord à travers un sac de peau très fort qu'il avait sur le dos, déchira un paquet contenant les ustensiles de sa toilette, perça ensuite un manteau épais, un habit, sa culotte, enfin pénétra dans le bassin en perforant le sacrum à la jonction à peu près de la troisième et de la quatrième fausse vertèbre de cet os; elle traversa ensuite le rectum et pénétra dans la vessie. Ce chasseur dans la chaleur de l'action et dans la légère ivresse où il se trouvait ne sentit point sa blessure, mais bientôt l'urine, le sang et les matières stercorales confondues. s'échappèrent par l'anus; l'insensibilité de la région de la blessure, principalement du scrotum, des parois postérieures du bassin et du péritoine, se manifesta chez le blessé; elle était sans doute produite par la pression des morceaux d'étoffe et des esquilles enfoncées par la balle sur les nerfs sacrés. Il fut transporté à l'hôpital de Bamberg où il fut pansé. Après l'extraction des corps étrangers, la paralysie des extrémités inférieures disparut, mais elle fut remplacée par des douleurs vives dans le bassin, surtout dans la région de la vessie. Le malade éprouvait, dans ses mouvements de rotation, la sensation d'un corps rond qui se mouvait dans la vessie. L'urine mêlée de pus continuait à couler par le rectum, son émission était accompagnée d'épreintes et d'efforts douloureux, elle s'arrêtait lorsque le malade était couché sur le dos, il croyait sentir alors un corps étranger qui obstruait le passage de l'urine. Quatre semaines après la plaie postérieure du bassin était cicatrisée, et au bout de deux semaines, les plaies du rectum furent guéries, car l'urine n'y passait plus. Cependant la balle restée dans la vessie causa de nouveaux accidents très fâcheux pour le malade : tantôt des rétentions d'urine, douloureuses, alternaient avec des émissions involontaires ou incontinences; tantôt il ressentait de violentes douleurs aux parties génitales. Il perdit par degrés le sentiment qu'il avait d'abord éprouvé du corps étranger roulant dans la vessie. Peu de temps après, il fut transporté à Vienne, où la blessure se rouvrit pour donner issue à quelques esquilles; elle se referma de nouveau. Au bout de quelques jours de Vienne il se rendit à Wertheim, fut placé à l'hôpital et traité aux dépens du prince.

Les médecins reconnurent, à l'examen du blessé, que l'entrée de la balle était parfaitement cicatrisée; on pouvait aussi l'affirmer de la plaie du rectum ou de la vessie, car il ne sortait plus de pus ni d'urine de cet intestin. En portant le doigt dans la cavité, on sentait, sur le col de la vessie, un corps dur qu'on aurait pu prendre pour l'endurcissement de la prostate s'il eût été situé au centre. Le choc du cathéter introduit dans la vessie produisait, non pas un son clair, comme celui du calcul, mais un son obscur, ce qui portait à croire qu'il provenait de la balle, du coup de feu que le sujet avait reçu dix ans auparavant. Il n'y avait pas d'autre moyen de l'extraire que l'opération de la taille. Cette opération fut unanimement résolue, et quand il n'y aurait pas eu cette pluralité d'opinions, le malade fatigué de la vessie s'y serait déterminé; elle fut faite avec succès par Langenbeck. Le calcul, de la grosseur d'un petit œuf de poule, laissait apercevoir au centre une balle d'un calibre ordinaire. Après quelques orages qui vinrent à la suite de l'opération, ce militaire fut enfin conduit à une guérison parfaite.

Mémoires de D. LARREY.

Obs. 2. — *Fistule vésico-rectale par balle. Traitement médical. Guérison.*

Un soldat d'un régiment de ligne reçoit dans le commencement de juillet 1808, lors de l'expédition de Valence, un coup de feu dont la balle frappe et brise partiellement l'os pubis et va sortir à la face postérieure du bassin, vers la partie latérale droite du sacrum, un peu au-dessus de son articulation avec le coccyx. Des esquilles sortent de la plaie, qui par là et surtout par sa position dans l'épaisseur du sacrum, indique qu'une partie de l'os a été fracturée : en outre, l'urine et les matières fécales s'écoulent par la plaie de derrière, et l'urine seule par celle de devant. La sortie du liquide contenu dans une cavité étant le seul signe pathognomonique qu'on puisse avoir de la pénétration d'un instrument vulnérant dans cette cavité, nul doute ici que le rectum et la vessie n'aient été percés de part en part, puisque ces organes laissent échapper les matières dont ils sont les réservoirs...

Le malade, arrivé à Madrid à la fin de juillet, y a été laissé lors de la retraite dans le mois d'août, et je l'ai retrouvé dans le mois de décembre, plus de six mois après l'accident, jouissant d'une parfaite santé. La plaie postérieure était parfaitement cicatrisée, et depuis longtemps les matières fécales et l'urine avaient cessé d'y passer. La plaie antérieure était réduite à un petit orifice fistuleux situé au fond d'une dépression profonde qui se trouvait immédiatement au-dessous du pubis. On aurait vu une fistule sus-pubienne, résultat de la présence trop longtemps continuée d'un trocart ; après une ponction hypogastrique, il s'en échappait quelques gouttes d'urine quand la vessie était trop pleine.

Journal de SÉDILLOT, t. XLVII, p. 170. Obs. de Gaulthier.

Obs. 3. — *Fistule vésico-rectale consécutive à une taille recto-vésicale. Traitement médical. Guérison.*

G. Dawson fit, sur un garçon de 3 ans et demi, une lithotomie recto-vésicale ; fistule recto-vésicale consécutive guérie au bout de dix jours.

DAWSON, *Transact. of the medic. and surgic. Assoc.*, 1834, II.

Obs. 4. — *Fistule vésico-rectale par balle. Traitement médical. Guérison.*

Capitaine... blessé à Cindao Rodrigo par une balle pénétrant dans la vessie au-dessus du pubis et sortant à travers le sacrum brisé. Blessure du rectum. Écoulement d'urine et de fèces par la plaie postérieure. Lavages. La plaie antérieure guérit d'abord puis la postérieure. Guérison complète.

G. J. Guthric, *Commentaries on the Surgery of war*, etc., cité par Bartels.

Obs. 5. — *Fistule recto-vésicale traumatique. Traitement médical. Guérison.*

Un garçon, âgé de seize ans, tombe sur le manche d'une fourche qui, pénétrant à travers l'anus, perfore la paroi rectale à plusieurs pouces au-dessus du sphincter et entre dans la vessie. Immédiatement, ténesme rectal et hémorragie à travers l'anus, le malade urine en même temps. Au bout de deux heures, on retire des coagula de la plaie rectale et une forte quantité d'urine s'écoule par l'anus. Péritonite circonscrite. Compresses froides. Au bout de seize jours la miction et la défécation se font normalement et le malade est guéri quelques semaines plus tard.

Hafner, *Deutsche Klinik*, 1866, in Bartels.

Obs. 6. — *Fistule recto-vésicale. Bougie rectale. Guérison.*

Wood rapporte le cas d'un malade chez lequel l'urine passait par le rectum, mais les fèces ne passaient pas par l'urèthre. L'emploi continu et adroit de la bougie rectale lui permit de favoriser l'occlusion de la fistule.

Société royale de Médecine et de Chirurgie de Londres, séance du 28 janvier 1868.

Obs. 7. — *Fistule recto-vésicale traumatique. Traitement médical. Guérison.*

Homme, âgé de 46 ans, empalé sur un bâton pointu fiché en terre. Pénétration à travers l'anus et perforation de la paroi rectale et de la partie postérieure de la vessie. Douleur très vive. Par le toucher, on peut introduire le doigt à travers la plaie dans la vessie. Opium, cataplasmes sinapisés, compresses sur l'abdomen. Au bout de deux mois, l'urine s'écoule par l'urèthre et le malade est guéri.

Pr. Henvett, *in Holmes system of Surgery*, Londres, 1870-71, cité par Bartels.

Obs. 8. — *Fistule recto-vésicale par balle.*

Soldat, âgé de 35 ans, blessé en 1836 par une balle pénétrant à droite . , en arrière, perforant la vessie et le rectum pour ressortir au niveau de la région perinéo-scrotale à gauche. Très faible hémorragie; des matières fécales et de l'urine passent par les deux plaies. Pas de sonde à demeure. Expectation. Rapidement les plaies diminuent et, au bout de dix jours, presque toute l'urine passe par l'urèthre, mais la guérison n'est absolue qu'au bout de cinq semaines.

G. Osis, *loc. cit.*

Obs. 9. — *Fistule recto-vésicale traumatique. Guérison.*

Homme, 40 ans, posait des rideaux, tombe sur une chaise renversée; un pied de cette chaise pénètre à travers l'anus . , barreau cassé est retiré de la plaie par un médecin appel . ' '; flot d'urine s'écoule de l'anus.

Pendant plusieurs jours l'urine continue à s'écouler travers l'anus mélangé aux fèces.

Vers le dixième jour, le malade commence à uriner par son canal, et l'urine ne passe plus que de temps à autre à travers l'anus; et vers le trentième jour la cicatrisation des parties est absolue et définitive.

Au bout de quinze jours cependant, rétention d'urine qui

dure cinq jours, et est levée par l'expulsion d'un morceau d'étoffe de pantalon qui avait été entrainé dans la vessie par le barreau de chaise au moment de l'accident.

Depuis ce jour la guérison s'est maintenue.

Pennix, *Gazette médicale de Paris*, 1872.

Obs. 10. — *Fistule recto-vésicale par balle. Traitement médical.*
Guérison.

Un voleur persan essayant d'échapper à un policier russe reçut une balle de carabine dans le dos. Onze heures après, la région hypogastrique un peu distendue est très douloureuse, les régions iliaques étaient d'un rouge foncé. La balle était entrée par la fesse gauche près de l'échancrure sciatique : elle perfora le rectum 7 centimètres au-dessus de l'anus. La sortie occupait la face dorsale du pénis près de sa racine : elle était irrégulière, béante et à bords meurtris : un doigt pénétrait facilement dans la vessie à travers elle.

Des deux orifices s'écoulait l'urine, mélangée de fèces : rien ne sortait de l'urèthre.

Pendant douze jours, le blessé était fort malade, la fièvre atteignait 39°,6 et était accompagnée de diarrhée abondante. Mais dès le 13e jour son état s'améliora beaucoup. La fistule recto-vésicale persistait toujours. Le 27e jour l'orifice d'entrée se rétrécit et le 29e jour la fistule se ferma. Dès lors l'urine cessa de contenir des fèces et dès le 58e jour elle s'écoula exclusivement par l'urèthre. La fermeture définitive de l'orifice de sortie eut lieu le 74e jour, le 85e le malade était complètement guéri.

Le traitement avait consisté en lavages à l'eau au sublimé (1 0/00) alternant avec des lavages boriqués (3 0/0) et salicylés (2 0/0). Au commencement, on administrait à l'intérieur de l'opium, de la valériane, de la teinture d'Hoffmann et de l'eau-de-vie. Plus tard on y ajouta le cathétérisme.

M. Velitchkis, *Rousskaïa Meditsina*, 1890, n° 3,
in M. Pascal.

Obs. 11. — *Fistule recto-vésicale traumatique.*
Traitement médical. Guérison.

Un garçon de 17 ans fit une chute sur le siège. Par la plaie située à 5 centimètres de l'anus, et dont on avait retiré le corps étranger long de 15 centimètres, s'écoulèrent de l'urine et des matières fécales. On fit du drainage et on pansa avec de la gaze iodoformée. Malgré quelques menaces de péritonite, la guérison survint en dix jours.

HEUSGEN, *Deutsche Med. Wochenschrift*, 1893, p. 592.
cité par Quénu et Hartmann.

MICTION DANS UNE POSITION SPÉCIALE.

Obs. 12. — *Fistule recto-vésicale consécutive à un abcès.*
Position spéciale. Guérison.

J. Adam N..., 60 ans, d'une constitution forte et jusque-là jamais malade, remarqua, au commencement de décembre 1839, qu'il urinait avec difficulté, que le jet d'urine était souvent interrompu et que la miction était accompagnée de ténesme douloureux. En outre, l'urine était peu abondante et brune.

Cet état empira graduellement, le malade ressentit bientôt une pesanteur et une douleur dans la profondeur du bassin : il éprouvait du ténesme à chaque miction et défécation. D'autres sensations désagréables s'y joignirent : lourdeur de la tête, anorexie, pesanteur à l'estomac, sommeil inquiet, toux. Dans la nuit du 25-26 décembre, le malade eut des nausées, des coliques, un fort besoin de défécation et ensuite dix selles mélangées de sang et de pus; il en fut soulagé.

Le lendemain, il eut de nouveau quelques selles liquides, mélangées de pus, mais il ne rendit aucune goutte d'urine et n'éprouvait pas le besoin d'uriner.

Cet état persistant et le malade ne rendant pas l'urine pendant les deux jours suivants, on m'appela (29 juin 1840). Je trouvai le malade extrêmement amaigri, aux traits souffrants.

Langue recouverte d'un epais enduit jaune, pas d'appétit, soif vive. L'air expiré était fétide, semblable à celui qu'expirent les personnes qui ont eu des vomissements fécaloïdes. Température augmentée, pouls petit de quatre-vingt-dix-huit pulsations, bas-ventre un peu gonflé, sensible, mais nulle part douloureux à la pression. Depuis quatre jours pas une goutte d'urine n'était sortie par les voies normales. Mais les selles étaient au nombre de 3 à 4 par jour, et parfois il rendait par l'anus, ce dont je me persuadai personnellement, une urine claire et non mélangée d'excréments. J'introduisis l'index dans son rectum et j'ai pu sentir l'orifice par lequel l'urine passait dans le rectum.

D'après ces symptômes, je diagnostiquai chez le malade une fistule vésico-rectale consécutive à un abcès formé entre la vessie et le rectum. Mon pronostic était sombre.

Je conseillai au malade d'être constamment couché sur le ventre pour empêcher de la sorte l'écoulement de l'urine par le rectum.

Le lendemain, le malade (dont l'état général n'était pas changé) me dit qu'il avait éprouvé, vers 4 heures du matin, une envie d'uriner et qu'il rendit environ deux tasses d'urine par les voies normales. L'urine me fut montrée, elle était d'un rouge accentué et avait laissé un dépôt visqueux au fond et aux parois du vase de nuit.

Ce fait rendit le courage au malade et lui inspira une grande confiance dans mon traitement; aussi suivit-il avec soin toutes mes prescriptions et garda même la position peu commode sur les genoux et les coudes pendant 48 heures. Il se coucha sur le côté — et cela sur mon ordre — seulement le 1er février. Pendant ce temps il rendait assez l'urine par les voies naturelles (trois fois par 24 heures) et le changement de position n'y produisit aucun changement.

A partir de ce jour le malade allait de mieux en mieux. Le 15 février, il se trouvait si bien que je considérais la continuation de mes visites comme superflue.

Enfin, je remarquerai que ce cas me semble aussi propre à servir comme indication dans le traitement des fistules vésico-vaginales. A-t-on à traiter une fistule récente, alors la position ventrale du malade peut seule, en empêchant le passage de l'urine par la fistule, contribuer beaucoup et peut-être le plus à l'occlusion de la fistule. Ainsi on pourrait se passer d'opérations.

Warulcke, *Medizinische Zeitung*, Berlin 1842, in th. Pascal.

Obs. 13. — *Fistule vésico-rectale consécutive à des abcès. Miction dans une position spéciale. Guérison.*

Une fois j'ai guéri un malade par la position. C'était un jeune officier que je voyais dans ma clientèle particulière. L'affection s'était déclarée à la suite de quelques abcès dont je n'avais pas été témoin, et, à chaque miction, trois ou quatre cuillerées d'urine passaient par l'intestin. Après avoir essayé plusieurs moyens de traitement qui furent complétement insuffisants, il me vint à l'idée de dire au malade de se coucher sur le ventre pour uriner et d'avoir bien soin de ne jamais émettre une seule goutte d'urine dans une autre position. Au bout de six semaines cet officier était parfaitement guéri. Je l'ai revu plusieurs années après, la guérison s'était parfaitement maintenue.

Thompson, *maladies des voies urinaires*, page 261.
Voir aussi *Observation* 24 (Urbaneck).

SONDE A DEMEURE
ET CATHÉTÉRISME RÉPÉTÉ TROIS OU QUATRE FOIS PAR JOUR.

Soit que l'on laisse une sonde à demeure dans la vessie, d'après les préceptes indiqués par D. Larrey, ou que l'on vide la vessie plusieurs fois par jour, comme le voulait Thompson, on fait toujours des lavages vésicaux avec une solution faiblement antiseptique ou de l'eau bouillie.

Obs. 14. — *Fistule vésico-rectale par balle. Sonde à demeure. Guérison.*

Soldat âgé de 27 ans, blessé par balle à l'assaut d'Acre; la balle pénètre par la fesse droite, près de la tubérosité ischiatique, sort au niveau du périnée, puis entre à nouveau dans le triceps fémoral pour ressortir en dedans des vaisseaux, au niveau de l'arcade crurale. Blessure de la vessie, du rectum et du sphincter anal. De l'urine et des matières fécales passent par la plaie périnéale.

On agrandit immédiatement la plaie, on place une sonde à demeure. Fièvre assez intense dès les premiers jours, jusqu'au moment de la chute des escarres. Après cela la quantité d'urine et de matières fécales passant par les plaies diminue. La plaie du siège guérit la première, puis la plaie inguinale, enfin au bout de six semaines, la périnéale.

D. LARREY.

Obs. 15. — *Fistule vésico-rectale par balle. Sonde à demeure, puis cathétérisme trois fois par jour. Guérison.*

François Chaumette, chasseur à cheval du 22e régiment, blessé à la bataille de Tabor. La balle traversa le bassin de l'hypogastre à un travers de doigt du pubis, au point de la fesse gauche qui répond à l'échancrure sciatique. La direction de la blessure et l'issue des matières fécales et urinaires par les deux plaies m'assuraient de la lésion de la vessie et de celle de l'intestin rectum. M. Miliez, chargé de la direction chirurgicale de la division Kléber, suivit avec soin le procédé qu'il m'avait vu mettre en usage au siège d'Acre.

A l'époque de la suppuration, le malade éprouva de la fièvre : à la chute des escarres, les matières coulèrent en abondance ; la sonde introduite dans la vessie prévint l'infiltration de l'urine et facilita ainsi l'adhérence des lèvres de la plaie de ce viscère qui se cicatrisa la première. Ce malade fut parfaitement guéri à son retour au Caire.

O. LARREY, *Mémoires de Chirurgie militaire*, t. XXI.

Obs. 16. — *Fistule vésico-rectale par balle. Sonde à demeure. Guérison.*

Soldat blessé à Waterloo par balle pénétrant au niveau de la fesse droite, sortant par la région inguinale gauche, blessant sur son passage le rectum et la vessie. L'urine passe en partie par la plaie antérieure, en partie par le rectum, mais n'occasionne que peu de dommages. Aussi le malade n'accepte qu'à regret l'application d'une sonde à demeure. Guérison.

> J. Thompson, *Report of observations made in the British milit. Hospitals in Belgium after the battle of Waterloo.* Edinburgh, 1816, in Bartels.

Obs. 17. — *Fistule vésico-rectale par balle. Sonde à demeure. Guérison.*

Soldat blessé à Toulouse par une balle pénétrant au niveau de la région inguinale droite dans la vessie, et sortant au niveau de la région lombaire. Plaie du rectum. De l'urine sort par les deux plaies et par le rectum, peu de fèces par la plaie postérieure pendant trois semaines. La sonde à demeure est assez bien supportée et le malade guérit bientôt.

> G. J. Guthrie, *Commentaries on the Surgery of the war in Portugal, Spain, France and the Netherlands from the battle of Roliça to that of Waterloo, 1815.* London, 1855, cité par Bartels.

Obs. 18. — *Fistule à la suite de ponction recto-vésicale. Sonde à demeure. Guérison.*

M. G. H...., âgé de 50 ans, me consulta au mois de mars 1851. Il me dit qu'il y a dix-sept ans, il a eu une attaque de rétention, sans avoir souffert préalablement de quelque maladie urinaire. On le cathétérisa, ce qui amena une grande perte de sang due à la dilacération de l'urèthre. Depuis ce temps, il souffre d'un rétrécissement urétral considérable et rend l'urine par un jet très mince.

Après avoir essayé de différentes façons et sans succès de vaincre le rétrécissement, je ponctionnai la vessie par le rectum (3 avril). Le malade fut très soulagé; je laissai la canule à demeure pendant dix jours. Mais, après l'extraction de celle-ci, l'urine continuait à s'écouler en très grande partie par le rectum. Une partie s'en allait par l'urèthre; l'intolérance dont se plaignait le malade auparavant disparut, et il put garder l'urine pendant plusieurs heures. Vu cette amélioration, je lui permis de quitter Londres à la fin d'avril.

Il revint à Londres à la fin de décembre et me consulta de nouveau.

Il m'informa que pendant la miction une grande partie de ses urines passait par l'orifice recto-vésical et que son urèthre était au même état qu'au moment de son départ.

29 janvier 1852. J'introduis un très mince cathéter en argent dans sa vessie et je le remplace le lendemain par un instrument flexible (30 janvier). On peut lui introduire un cathéter moyen : l'urine a cessé de couler par le rectum; mais je crois que ce canal se fermera et qu'il faudra au malade un emploi fréquent de bougies pour ne pas uriner par l'anus.

Cock a connu plusieurs cas où l'urine coule par l'orifice recto-vésical (dû à la ponction) pendant un temps assez long : sept semaines dans un cas, deux semaines dans un autre, un mois dans le troisième.

E. Cock, Remarks on surgical operat. for retention
of urine. Medico-chirurgical transactions, 1852.

Obs. 19. — *Fistule recto-vésicale par balle. Sonde à demeure.*
Amélioration.

Orifice d'entrée de la balle au-dessous du sacrum, près de la ligne médiane, orifice de sortie portion droite du pubis, aux environs du pénis. L'urine s'écoule par les deux orifices. Au moment de la blessure, le malade urinait : le pénis et le pouce sont lésés. Forte fièvre et toux le deuxième jour. L'urine s'écoule à travers l'urèthre. Après huit jours, le rectum se gangrène, les matières stercorales et l'urine s'écoulent par les deux plaies. Usage journalier du cathéter. Après trois semaines, écoulement d'un peu d'urine par l'urèthre, grand amaigrissement. Au bout de deux mois, les matières stercorales ne passent que par la plaie postérieure, pendant que la plaie antérieure donne passage à de l'urine. Fermeture et ouverture des fistules à diverses reprises. Guérison. Au bout de cinq mois les deux plaies s'ouvrent, un séquestre de l'os pubis est expulsé. Grande tendance au dévoiement.

G. Otis, The medic. and surgical history of the
war of rebellion, 1878.

M. Beaunand, Traitement des plaies de la vessie
par armes à feu.

Obs. 20. — *Fistule recto-vésicale par balle. Sonde à demeure.*
Mort.

Soldat âgé de 27 ans, blessé par balle de pistolet pénétrant
par la région inguinale gauche dans la vessie, blessant le rectum et allant se planter dans le coccyx. Presque la totalité de
l'urine passe par le rectum. Sonde à demeure. Inflammation et
perte des forces. (Infiltration d'urine.) Mort le dix-septième
jour.

Autopsie : infiltration d'urine, gangrène des intestins.

Otis, *loco cit.*, in Bartels.

Obs. 21. — *Fistule recto-vésicale par balle. Sonde à demeure.*
Amélioration.

Lieutenant blessé en 1862 par balle pénétrant juste au-dessus
du pubis à un demi-pouce de la symphyse, perforant la vessie
et le rectum, et sortant au niveau de la fesse gauche au voisinage de l'épine du sacrum. Urine et fèces par les deux plaies.
Une forte inflammation des deux plaies disparaît en peu de
jours. Sonde à demeure. Au bout de quelque temps, l'urine et
les fèces passent par les voies normales : les deux plaies se fer-
ment. Au bout de deux ans les plaies sont fermées, mais au
niveau du scrotum existe une fistule non urinaire qui mène à
de l'os nécrosé et a déjà donné passage à un séquestre.

G. Otis, *The medic. and surgical history of the
war of Rebellion*, Washington, 1876.

Obs. 22. — *Fistule vésico-rectale par balle. Sonde à demeure.*
Guérison.

Soldat âgé de 36 ans, blessé par balle Minié en 1864. La balle
pénètre au niveau de l'épine iliaque antéro-supérieure, perforant la vessie et le rectum (un autre médecin diagnostique
une blessure du côlon ascendant), sortant à travers le sacrum.
Des fèces et de l'urine passent par la plaie antérieure. Sonde
à demeure. Au bout d'un mois, les matières fécales ont repris
leur cours naturel, mais la fistule urinaire persiste pendant un
an.

Otis, *loco cit.*

Ors. 23. — *Fistule vésico-rectale à la suite de ponction vésico-rectale. Sonde à demeure. Guérison.*

V. D..., briquetier, admis à l'hôpital le 7 février 1870. Il a été dans le temps un fort buveur de gin et de bière et a eu à vingt-cinq ans une blennorrhée. Il a des symptômes de rétrécissement depuis trente-trois ans. Abcès scrotal il y a quinze ans, puis cinq ans après et sept ans après. Pour cette raison on lui fit plusieurs incisions, sur quoi une grande quantité de pus fétide s'écoula. Au commencement de septembre 1869, il a bu beaucoup; après cela vint une rétention d'urine. Il entra alors au Metropolitan Hospital, où pendant trois semaines on essaya de faire passer des instruments à travers l'uréthre, mais en vain. Au bout de ce temps, on lui ponctionna la vessie à travers le rectum et on laissa la canule en place pendant un mois. Alors on put ainsi introduire deux instruments dans son uréthre : le premier fut retenu pendant dix heures; le second fut retiré par le malade lui-même, au bout de dix heures. Le malade quitta l'hôpital un peu amélioré.

État actuel : le malade déclare qu'il n'a pas rendu d'urine par la voie naturelle depuis quatre mois : elle s'écoulait toujours en partie à travers l'orifice périnéal, en partie avec les selles. Après plusieurs tentatives infructueuses d'introduire des instruments, Thompson procéda le 23 mars à l'uréthrotomie externe, laissant à demeure un cathéter nº 8, en argent. Le 26 mars, ce cathéter est remplacé par un nº 9 en gomme.

Le malade se rétablit bientôt, sa santé s'améliore; le 12 avril la sonde est enlevée.

Le 17 avril on trouve que quelques gouttes d'urine sortent par l'orifice périnéal, on ne voit rien de pareil du côté de l'orifice recto-vésical.

L'urine passe par la voie naturelle. Le 3 mai, l'uréthre se resserrait de nouveau, Thomson fit l'uréthrotomie externe. Depuis ce temps le malade va de mieux en mieux.

H. Thompson, *British Medic. Journal*, 1870, I.

Obs. 24. — Fistule vésico-rectale. Sonde à demeure. Guérison.

Le propriétaire d'un café à Iglau, M. J. W..., âgé de 40 ans, fut atteint en 1804, au mois de mars, d'une cystite violente. Il attribue cette maladie à ce qu'il était resté longtemps assis sur un banc de pierre (?).

Au début de sa maladie, il éprouva une forte douleur à la région vésicale, un ténesme vésical continu, douleurs très intenses à la fin de la miction ; à ce moment apparaissaient ordinairement aussi plusieurs gouttes d'urine sanguinolente. En outre, le malade souffrait d'une fièvre intense et d'une grande soif.

Tous ces symptômes et les insomnies continues causées par le besoin incessant d'uriner affaiblirent le malade. Traité déjà par plusieurs médecins, il m'appela quatre semaines après les débuts de sa maladie.

Au moment où je le vis pour la première fois, il était tellement affaibli que parler même le fatiguait. Amaigri, jaunâtre, il avait la peau sèche, la langue pâteuse, région hypogastrique gonflée et très sensible à la pression, le pouls de 130. La percussion donnait dès le pubis jusque près de l'ombilic un son tympanique.

L'entourage du malade me communiqua que le malade n'avait pas uriné depuis plusieurs jours et qu'il excrète l'urine goutte à goutte. Je me convainquis que la vessie était pleine, très distendue et approchant déjà de l'état paralytique. J'y introduisis donc un cathéter et immédiatement une grande quantité d'urine sale, épaisse, très fétide et mélangée de sang, de coagulations fibrineuses blanchâtre et présentant des pellicules, enfin de masses d'exsudat diphtérique incrusté, s'écoula. Après cela le malade se sentit très soulagé.

Je me décidai de poursuivre deux buts dans mon traitement :

1° Relever l'état général de mon malade ;

2° Combattre la fièvre.

Pendant quelques jours, il fallut cathétériser le malade une fois par vingt-quatre heures. J'ai suivi ce traitement pendant quinze jours. Dans ce délai, la fièvre diminua beaucoup et l'appétit revint en partie.

L'urine étant encore très trouble et sentant fort mauvais

après quelques jours de traitement, et, d'autre part, le malade gagnant déjà un peu de forces, je commençai à faire d'abord une fois par jour, puis deux fois des injections vésicales au tanin. Grâce à ce fait, l'urine s'éclaircit beaucoup, l'odeur ammoniacale diminua considérablement ; l'état général du malade s'améliora.

Mon patient se plaignit seulement de douleurs piquantes au rectum, douleurs s'accentuant au moment de la défécation. Mais comme les douleurs piquantes et lancinantes dans le rectum ne cessaient pas, j'entrepris un examen du rectum : je trouvai la paroi antérieure de la muqueuse rectale dure et chaude sur une assez grande étendue. Au milieu de cet endroit durci il y avait un tubercule gros comme un pois et mou. J'en tirai la conclusion qu'il y avait à craindre une perforation du rectum en ce point. La perforation eut lieu en effet et bientôt je vis que le liquide injecté sortait par l'anus. Il se forma donc une véritable fistule recto-vésicale.

Cependant, tout le liquide injecté ne sortait pas par le rectum.

L'orifice fistulaire devait se trouver assez haut puisqu'une partie du liquide pouvait rester. Je diminuai considérablement la quantité d'eau injectée et le nombre d'injections et, en effet, le liquide cessa de passer ; en outre, j'introduisis une sonde élastique dans la vessie et m'appliquai à maintenir le rectum vide et propre au moyens de lavements. Je couchai aussi le malade sur le dos, espérant que grâce à ces précautions, à un repos continu et un régime fortifiant, l'orifice fistulaire se fermerait. Puis, dès que l'urine devint assez claire, je cessai les injections.

En effet, à peu près après treize jours passés sans fièvre, l'injection que je fis de nouveau au malade avec beaucoup de précaution ne sortit pas par le rectum bien que la quantité de liquide fût plus considérable que le jour où je constatai l'existence de la fistule.

A partir de ce moment, le traitement ne consistait qu'en eau de seltz, nourriture facilement digestible et bon vin. Mon malade se rétablit complètement et maintenant, un an presque après cet incident, il se porte à merveille.

F. URBANECK, Wiener medic. Presse, 1867. t. VII.
In th. Pascal.

Obs. 25. — *Fistule vésico-rectale par balle. Sonde à demeure.*
Guérison.

E..., âgé de 27 ans, soldat au 90ᵉ de ligne, blessé le 30 septembre, par balle entrée dans la fesse droite et qui perfora le rectum et la vesssie, en sortant par la partie postérieure moyenne de la cuisse gauche, formant un premier séton de la fesse droite à la cloison recto-vésicale par où l'urine sort en abondance et un second séton du rectum à la cuisse droite par où les matières sortent aussi.

Le blessé avait eu une hémorragie assez grave sur le champ de bataille et il avait perdu connaissance lorsqu'on le transporta dans le service de M. Demarquay.

Le malade éprouve des douleurs intolérables ; il est pris d'une soif ardente et la fièvre ne tarde pas à devenir vive. Ses urines et ses matières fécales mêlées sortent par les deux plaies, u y a du ténesme et des douleurs de plus en plus vives, s'étendant jusqu'aux reins en même temps qu'aux cuisses et à la jambe gauche. L'exploration pratiquée par l'anus indique la communication de la vessie et du rectum.

D'ailleurs, le malade rend ses urines mêlées au matières fécales par l'anus.

Le malade va très peu à la selle et urine très peu par le méat urinaire.

Le 28 octobre, purgation et sonde passée. La vessie est en proie à des contractions très vives. Pendant les huit jours derniers contractions continues. Gaz mélangés aux excrétions et l'urine est rendue avec « bruit perlé de Ricord ». Sonde à demeure. Le 30 octobre, on ouvre quelques abcès formés au bras droit et au creux poplité gauche. Malgré ces accidents, dès la première semaine de novembre le malade se lève et marche avec des béquilles. Les trajets fistuleux se cicatrisent et ne laissent passer que peu de liquide.

A partir du 1ᵉʳ décembre, il entre en pleine convalescence. Les fonctions de la vessie et du rectum s'accomplissent encore avec quelques difficultés, mais nous assistons à une amélioration progressive jusqu'au jour où le malade sort entièrement guéri de l'hôpital.

Redard, Gazette des hôpitaux, 1872.

Mac Cormac cite quelques cas de perforation de la vessie et du rectum où la guérison fut complète, Cas 26 et 27.

Mac Cormac, Notes et recollections of an ambulance-Surgeon. 1871.

Obs. 26. — *Fistule vésico-rectale par balle. Sonde à demeure. Amélioration.*

Soldat âgé de 30 ans. La balle pénètre dans la vessie à travers la fesse gauche pour ressortir au niveau de l'aine. L'urine s'écoule par la plaie antérieure ; les matières stercorales et les gaz intestinaux par la plaie postérieure. Perforation du rectum. La sonde à demeure n'est supportée que très peu de temps. Guérison au bout de trois mois en février 1871. La plaie postérieure à peu près cicatrisée, l'urine sort par l'uréthre sauf une faible portion qui s'écoule encore par la plaie antérieure. En juillet 1871, les deux plaies légèrement ouvertes ; dans les moments de trop grande distension de la vessie, l'urine vient sourdre à la surface de la plaie postérieure et humecte souvent la plaie antérieure.

Stoll, Bericht aus dem Königlich Württembergischen Feldspital in Deutsche militär arzliche Zeitscher, 1874.

Obs. 27. — *Fistule vésico-rectale traumatique. Sonde à demeure. Guérison.*

G. Gehamann, 23 ans, maçon, entra le 15 octobre 1877 à la clinique de la Charité à Berlin.

Il se plaignait d'uriner presque continuellement. En outre, il ressentait une pression douloureuse, sourde et continue dans le bas-ventre. Elle l'empêchait de dormir.

Il y a un an et demi il tomba d'un arbre et se plongea dans le rectum un éclat de bois sec long de 13 centimètres. Le malade ne pouvait pas dire comment il tomba. Quant à l'éclat, il se le retira immédiatement. Dès qu'il fut extrait, un jet d'urine sanglante s'écoula de son rectum. Il rendit aussi l'urine par l'anus pendant huit jours. Le neuvième jour, sonde à demeure pendant quatre jours : l'urine s'écoule de nouveau par les voies naturelles.

Quinze jours après sa chute, il rendit avec l'urine un morceau de pantalon ; il reconnut le morceau comme appartenant à celui qu'il portait le jour de l'accident. Au début, il n'éprouvait que quelques douleurs en urinant, mais depuis quelques mois son état avait empiré et il ne pouvait plus retenir son urine.

(La sonde ayant rencontré un objet dur, on diagnostiqua une pierre vésicale ; on opéra le malade et on retira, en effet, une pierre dont le noyau était formé par un petit éclat de bois.)

P. Husden, th. de Berlin, 1878. *Ueber einen merkwurdigen Fall voce Blasenstein.* In th. Pascal.

II. — Traitement chirurgical.

EXTRACTION DE CORPS ÉTRANGERS.

Ce traitement, suivant qu'il s'adressera à l'oblitération in*d*recte de la fistule, ou qu'il supprimera la communication anormale entre la cavité vésicale et le tube intestinal par action directe sur la fistule, sera *palliatif* ou *curatif.*

A. — TRAITEMENT PALLIATIF.

Déjà, quand nous avons parlé du traitement médical, nous avons indiqué qu'il était souvent suffisant, pour voir la fistule recto-vésicale guérir d'elle-même, d'enlever des corps étrangers, des calculs, qui, par leur présence, aggravaient, compliquaient la fistule; dans certains cas, cette extraction a pu être faite directement par la fistule; d'autres fois, il a été nécessaire d'agrandir le trajet fistuleux; enfin, parfois on sera conduit à extraire les calculs secondaires par taille ou lithotritie. Ainsi parfois ces opérations palliatives ont pu devenir curatives.

Dans une deuxième catégorie, on place les moyens chirurgicaux palliatifs qui ont pour but d'amener indirectement la guérison de la fistule en supprimant le passage et le contact des fèces au niveau de l'orifice fistuleux : c'est *l'anus contre nature* qui remplit ces indications.

OBS. 28. — *Fistule vésico-rectale consécutive à une taille.*
Lithotomie. Amélioration.

L'un des premiers malades opérés de calcul vésical à l'aide de la taille bilatérale par Dupuytren, en 1825, avait depuis deux mois une communication évidente de la vessie avec l'intestin. Après la lithotomie il y eut tendance à la guérison, mais elle ne fut pas complète. *(Dict.* en 30 vol., Art. Vessie.)

Civiale, dans son *Traité des maladies des voies urinaires*, a rapporté un fait semblable.

Obs. 29. — *Fistule vésico-rectale traumatique. Extraction
de corps étranger. Guérison.*

Fistule recto-vésicale à la suite d'une chute d'un matelot sur des éclats de bois. « Consulté au bout d'un an, Camper sentit bien les morceaux de bois, mais ils résistaient à l'extraction : la sonde introduite lui fit soupçonner que leur extrémité était entourée de masses calculeuses ; il incisa le trajet fistuleux et tira par ce moyen deux pierres oblongues formées au bout de deux morceaux de bois. » Guérison rapide.

Chopart, *Traité des maladies des voies urinaires*, 1830.

Obs. 30. — *Fistule vésico-rectale par balle. Taille latéralisée.
Guérison.*

Soldat blessé à Paris en 1870. Orifice d'entrée à travers le pubis, à 4 centimètres de la ligne blanche, orifice de sortie fesse gauche. Pendant trois jours les deux plaies donnent issue à de l'urine ; la plaie postérieure, aux matières stercorales. Le rectum est perforé, sonde à demeure pendant trois semaines. L'urine, pendant deux mois, s'écoule par la plaie antérieure, l'uréthre et l'anus. La plaie postérieure fermée pendant trois jours se rouvre. Catarrhe vésical. Vers le troisième et le sixième mois, expulsion de séquestres à travers la plaie antérieure. Guérison. Peu après, symptômes de corps étranger, la fistule dilatée par la laminaire donne issue à quelques fragments de calculs : quelques-uns même sortent par l'uréthre. Guérison de la fistule, sa réouverture au bout de huit mois environ. Symptômes de corps étranger. Taille latéralisée. Le noyau du calcul se composait d'un lambeau de drap et d'un fragment osseux. Guérison en quinze jours de la fistule et de la plaie opératoire.

B. Bruns, *Deutsche Zeitschr. für Chirurgie,*
Bd. III, 1873, in Bernhard.

Obs. 31. — Fistule vésico-rectale par balle. Extraction
de corps étrangers. Amélioration.

Le 24 juin 1848, M. Oudini, garde national, reçut au chemin de fer du Nord un coup de feu dirigé de droite à gauche et de haut en bas. La balle frappa la région hypogastrique à droite de la ligne blanche, au niveau de l'orifice externe du canal inguinal, fractura partiellement le pubis, dont elle entraîna un grand nombre de fragments dans la vessie: l'artère hypogastrique fut coupée ainsi que plusieurs éléments du cordon testiculaire. La balle traversa la vessie de la partie latérale droite vers le bas fond de l'organe, perforant le rectum, la partie latérale gauche du sacrum et sortit par la fesse gauche à quatre travers de doigt de l'anus. Au moment où le coup de feu est reçu, un liquide abondant composé de sang et d'urine coula par la plaie inguinale et le blessé éprouva un irrésistible besoin d'aller à la garde-robe.

Pansement, applications froides sur la partie antérieure, calmants, sonde à demeure.

Le 25, fièvre, douleurs moins vives, l'inflammation survient dans l'ouverture d'entrée et de sortie. Le doigt introduit dans le rectum arrive sur la plaie de communication de la vessie et du rectum : il pénètre avec peine dans la vessie remplie de caillots. Nous faisons des injections tièdes dans la vessie; boissons rafraîchissantes, bouillon léger, opium. Vers la fin de juin, lorsque l'inflammation s'était emparée de tout le trajet de la plaie et que la suppuration s'écoulait entraînant des escarres et que les adhérences étaient fermées, nous donnâmes un peu d'huile de ricin et le malade rendit beaucoup de matières dont la plus grande partie, au lieu de passer par l'anus, passa par la plaie antérieure de la vessie, l'uréthre et la plaie postérieure; d'ailleurs, depuis la blessure, l'urine coulait très peu par l'uréthre, elle passait ou par la plaie antérieure ou par la plaie postérieure après avoir traversé le rectum; plusieurs fois le jour des injections étaient faites dans la vessie, mais après les déjections alvines on en faisait à grande eau afin de nettoyer complétement cet organe. Pour prévenir cet inconvénient du passage des matières fécales dans la vessie et dans l'uréthre, nous essayâmes d'une longue canule assez grosse et placée dans le rectum, mais le malade ne put la supporter. Dès les premiers jours de juillet, la plaie commença à se déterger, les escarres se détachèrent, le sang contenu dans la vessie disparut aussi, mais il restait un grand nombre d'esquilles à ôter de la vessie : les unes étaient libres, les autres adhérentes. Le doigt est introduit dans le rectum et recourbé en crochet pour attirer le bas-fond de la vessie en bas, ce qui lui permettait d'entrer dans cet organe et de sentir les esquilles. Je fis fortement recourber une pince à polype et, grâce à cet instrument, je pus extraire les esquilles plus ou moins volumineuses. En même temps que nous pratiquions ces opérations, le malade allait à la garde-robe tous les cinq jours à l'aide d'un léger laxatif et avec tous les soins de propreté que nous avons mentionnés : de plus, il était soumis à un régime légèrement nourrissant et prenait des bains; vers la fin de juillet, les plaies étaient belles, celle de sortie de la balle se ferma et et nous espérions que la plaie d'entrée de la balle et celle du rectum et de la vessie ne tarderaient pas à se refermer elles-mêmes. En effet, dès les premiers jours du mois d'août, la plaie antérieure était parfaitement fermée : cependant, le 12 du même mois, quand il n'existait plus que la communication de la vessie et du rectum, il survint des douleurs vives au niveau de la plaie antérieure et de la symphyse pubienne; le testicule droit, dont le cordon avait été endommagé au moment de l'accident, prit part à l'inflammation, la cicatrice se rompit et le pus, l'urine et, dans certains moments, les matières fécales repassèrent par la plaie antérieure; de nouvelles esquilles furent ôtées de la vessie soit par la plaie antérieure, soit par le rectum. Des abcès se formèrent dans les enveloppes du testicule droit; ils furent successivement ouverts et, vers la fin d'août, cet orage était calmé, la plaie antérieure se fermait, les enveloppes du testicule droit étaient revenues à leur état normal, mais le testicule s'atrophiait. Toutefois, la plaie de communication de la vessie et du rectum tendait à se rétrécir de la manière suivante, c'est-à-dire que la partie inférieure restait fixe et que la partie supérieure, au contraire, glissait au-devant de l'inférieure et venait s'appliquer contre elle. Pendant tout le mois d'août, le régime alimentaire fut

meilleur, les forces revinrent et, dès les premiers jours de septembre, le malade put se lever; la marche fut d'abord difficile,
un sentiment de faiblesse et de douleur se faisait sentir dans
la symphyse pubienne; bientôt cependant la marche devint
plus facile et nous dûmes croire à une guérison définitive...
Voilà un an que l'accident est arrivé et le blessé a une bonne
santé, un peu de gêne dans la marche : seulement il existe
toujours un petit trajet fistuleux de la vessie au rectum, ce qui
permet à quelques gouttes d'urine de passer du réservoir urinaire dans la fin de l'intestin pendant les efforts de miction.

> Demarquay, *Plaies de la vessie par armes à feu.*
> Mémoires de la Société de Chirurgie de
> Paris, 1851.

B. — Traitement curatif.

Il s'agit de supprimer directement la communication
anormale entre la vessie et le rectum. Quelquefois, en
même temps que la fistule recto-vésicale, existent des
trajets vésico-recto-cutanés; ils ne méritent guère d'être
pris en considération: ils disparaissent le plus souvent
avec la communication elle-même, et le plus souvent,
leur traitement, si toutefois ils en avaient besoin, ne serait pas embarrassant.

Différentes voies permettent au chirurgien d'accéder à
la communication anormale (1). C'est tout d'abord la *voie
rectale*, celle qui a donné aux opérateurs le plus grand
nombre de succès; la *voie périnéale*, la *voie transvésicale*, la
voie transpelvienne antérieure, la *voie sacrée* et enfin la *voie
transpéritonéale*.

Nous allons étudier maintenant successivement les
divers procédés qu'a fait naître la cure des fistules recto-
vésicales par ces différentes voies.

(1) Chavannay, *Annales des organes génito-urinaires*, 1898.

ANUS CONTRE NATURE (COLOTOMIE).

C'est presque toujours par colotomie lombaire, suivant la méthode d'Amussat-Collisen, que le cours des matières a été dérivé. Dans un cas cependant, chez une femme, Duménil a pratiqué l'anus iliaque, suivant la méthode de Littre. « J'y ai été conduit par les difficultés souvent trop grandes qu'on éprouve à pratiquer la colotomie lombaire, par les erreurs qui ont été commises dans la recherche de l'intestin, erreurs quelquefois bien difficiles à éviter quand il s'agit de trouver, à une grande profondeur, le côlon, vide souvent, complétement revenu sur lui-même. Mais je suis convaincu, après cette seconde expérience, que c'est la colotomie lombaire qu'il faut pratiquer à tout prix dans les cas de fistules vésico-intestinales, si l'on veut tirer de l'anus artificiel un bénéfice assuré, par ce fait qu'on obtient facilement un éperon. » Et il concluait : « Mon but unique, en faisant cette communication, est de démontrer la nécessité de recourir à la colotomie lombaire. » Ce fut aussi l'avis de Trélat.

Duménil, qui a fait, de la colotomie dans le traitement des fistules intestino-vésicales, une étude très complète (1), doute de l'efficacité absolue de cette méthode. « Peut-on espérer une guérison complète, c'est-à-dire une oblitération de la fistule, suivie du rétablissement du cours des matières par les voies naturelles, car c'est seulement à ces conditions que la cure peut être considérée comme absolue : il faut que toute trace d'infirmité disparaisse. Nous n'en avons pas d'exemple ; elle sera

(1) DUMÉNIL, *Revue de Chirurgie*, 1881, et Congrès de Rouen, 1883.

probablement souvent rendue difficile par le passage de
l'urine dans l'intestin. »

L'anus contre nature doit remplir deux conditions : il
doit être situé au-dessus de la fistule (nous avons suffisamment insisté déjà sur le diagnostic du siège, pour
passer rapidement sur ce point), et aussi, il ne doit laisser passer aucune parcelle de matières fécales dans le
bout inférieur. C'est à cela que tend l'établissement de
l'éperon, et c'est pour ce fait aussi que nous avons vu
préférer l'anus lombaire à l'anus iliaque. Mais les opérations prouvent que l'éperon de l'anus lombaire ne suf-
fisait pas toujours pour éviter le passage des matières;
aussi, Ballance et Duménil ont-ils eu l'idée d'oblitérer le
bout inférieur de l'intestin en le fixant à la paroi, et Ma-
delung proposa-t-il de fixer à la peau le bout supérieur,
en abandonnant dans le ventre le bout inférieur suturé.

Aujourd'hui, où l'établissement d'un éperon dans
l'anus iliaque est de pratique courante, le reproche que
Duménil faisait à cette méthode n'a plus sa raison
d'être.

Malgré tout cependant, la colotomie doit demeurer un
traitement d'exception, il crée une infirmité grave, répugnante, et souvent définitive, qui a, sur la santé des
malades, un retentissement néfaste, souvent plus que la
fistule elle-même. Il est souvent, en effet, impossible de
avoir si, même l'anus devant être provisoire, il sera
possible un jour, la fistule étant ou non guérie, de réta-
blir le cours normal des matières, à moins toutefois,
que cet anus ait été établi pour permettre de faire, directement sur la fistule, une intervention qui ne risquera
pas d'être infestée par le passage des matières fécales.

Colotomie lombaire. Procédé d'Amussat.

Le malade est couché sur le ventre, un peu incliné du côté droit, l'abdomen soulevé par un ou deux coussins. On pratique une incision transversale à deux travers de doigt au-dessus de l'os iliaque, ou mieux, au milieu de l'espace compris entre la dernière fausse côte et la crête de l'os iliaque; cette incision commence au bord externe ou postérieur de la masse musculaire commune et s'étend jusqu'au milieu du bord supérieur de l'os iliaque ou jusqu'à la ligne latérale du corps; on lui donne cinq à six centimètres d'étendue.

Les apophyses épineuses lombaires, la dernière fausse côte et la crête iliaque sont les points de repère, mais le guide le plus sûr est la crête iliaque, et l'on peut dire que l'incision transverse doit correspondre au tiers moyen du bord supérieur de cet os.

Après avoir divisé transversalement la peau, le tissu cellulaire, l'aponévrose, on coupe crucialement le grand oblique, le petit oblique, le transverse et l'aponévrose profonde; il peut être nécessaire d'inciser le carré des lombes. Si l'on était gêné, on pourrait inciser perpendiculairement le bord inférieur de l'incision cutanée. On arrive enfin sur le tissu graisseux péri-rénal; il faut l'inciser avec précaution, s'aider de la sonde cannelée, chercher à bien reconnaître le rein et l'intestin.

Sur le cadavre, celui-ci se reconnaît à sa couleur verdâtre, il en est quelquefois de même sur le vivant; la pression avec le doigt, la percussion peuvent aider à le reconnaître, mais on ne doit jamais l'inciser avant de l'avoir bien mis à découvert. S'il est contracté, il faut le chercher plus en dedans; il peut être complètement caché sous le carré lombaire. La position seule peut d'ailleurs indiquer si l'on a affaire au côlon ou à l'intestin grêle, aucun signe à cette profondeur ne permet de faire cette distinction, et les bandes musculaires du gros intestin sont antérieures et latérales. Il est donc très essentiel de ne pas perdre de vue un seul instant les rapports de cette région.

Avant de diviser l'intestin, on le saisit avec des pinces, ou bien on le traverse avec une ou deux anses de fil qui servent à l'attirer à l'extérieur. On ponctionne alors avec un trocart, l'issue des gaz ou des matières délayées avertit que l'on est bien dans l'intestin, on suture au catgut l'intestin à la peau par des points non perforants et, avec un bistouri, on y fait une incision cruciale. On vide l'intestin à l'aide d'injections, et l'on suture la muqueuse avec la peau.

L'incision transversale des téguments, préconisée par Amussat, est de tous points préférable à l'incision longitudinale de Calléosen et même à l'incision oblique de Baudens. Elle rend plus sûre la recherche de l'intestin, mais ne supprime pas toute difficulté.

Cette opération est en effet difficile, laborieuse et entourée de certains dangers. Il faut opérer à une grande profondeur, et comme on n'a pas de moyens certains pour distinguer si l'intestin que l'on va ouvrir est ou non recouvert de péritoine, on confie un peu au hasard le principal bénéfice recherché dans cette méthode, la non-ouverture du péritoine.

La disposition anatomique, dans la profondeur de cette région, n'est pas d'ailleurs constante. Même chez l'adulte, la portion du côlon dépourvue de séreuse varie notablement en étendue, et chez l'enfant nouveau-né, cet intestin est très petit et souvent revêtu d'un méso complet.

On doit cependant reconnaître que chez l'adulte, l'espace dépourvu de péritoine est ordinairement assez étendu, et que l'intestin, assez volumineux, déborde suffisamment le rein en dehors, pour que l'on puisse espérer l'atteindre sûrement dans l'interstice des deux feuillets péritonéaux qui recouvrent la majeure partie de sa circonférence.

Obs. 32. — *Fistule recto-vésicale. Colotomie. Guérison.*

K. Thornton rapporte un cas de fistule recto-vésicale consécutive à un abcès; une colotomie aurait amené la cessation des phénomènes vésicaux.

R. Harrisson. *Lancet*, 1890, II.

Obs. 33. — *Fistule recto-vésicale. Colotomie. Amélioration.*

49 ans. En janvier 1867, gaz par le pénis: après la miction, pas de douleurs. En mars, les fèces passaient avec l'urine quand il y avait de la diarrhée. En juillet 1870, urines fétides avec fèces solides, miction douloureuse. Par le toucher rectal, ulcération de nature non cancéreuse. Colotomie le 5 juillet. Le 15 août, urines claires, pas de douleurs. En mai 1872, il se sent presque aussi fort qu'avant, pas de douleurs, un peu d'urine passe encore de la vessie dans l'intestin.

Bryant. *Procedings of med. surg. Soc.* London 1871.
Cité par H. Cripp, rés. in Chavannay.

Obs. 34. — *Fistule recto-vésicale traumatique. Colotomie.*
Amélioration.

Homme, 20 ans, entré à l'Infirmerie royale de Liverpool au mois de mars 1889. Il y a cinq ans, il a reçu un coup contre le siège (?); un gonflement au pourtour de l'anus en fut la suite. Le gonflement disparut après quelque temps. Deux ans après cela, le malade commence à sentir des difficultés croissantes au moment du passage des fèces. Encore deux ans après, écoulement purulent, passage de l'urine à travers le rectum, des gaz et de petites quantités de fèces à travers l'uréthre. L'état général s'en ressent, douleurs violentes dans la région de la vessie.

Le doigt, introduit dans le rectum, sentit un rétrécissement et, au-dessus de lui, une ulcération irrégulière faisant sans doute communiquer le rectum et la vessie. Ouverture du côlon descendant et formation de l'anus artificiel au-dessus de la fistule, pouvaient seules donner une guérison ou tout au moins enrayer les douleurs violentes produites par le passage des fèces à travers la vessie.

L'opération fut faite le 30 mars, selon la méthode de Callisen. Une forte péritonite éclata après elle, mais s'apaisa bientôt. Les fèces sortent depuis ce temps par le nouvel anus, les douleurs ont diminué bientôt considérablement.

Quatre mois après l'opération : malade très amélioré, fèces passent toutes par l'anus artificiel, l'urine tout à fait claire s'écoule presque en totalité à travers l'uréthre, seulement une petite quantité passe par le rectum.

J. HAKES. *Liverpool med. and surgic. Reports III.* Oct. 1869, in th. Pascal.

Obs. 35. — *Fistule vésico-rectale. Colotomie. Guérison.*

J'ai fait une colotomie pour ulcération bénigne de la portion supérieure du rectum, accompagnée de fistule vésico-intestinale, chez un homme de 50 à 60 ans, dont les souffrances étaient telles qu'il voulait se soumettre à tout procédé opératoire, pourvu qu'il en soit délivré. Il le fut, en effet, et exprima sa reconnaissance dans les termes les plus chaleureux. Malheureusement, sa maladie l'épuisa tellement qu'il mourut quelques semaines après; cela est regrettable, car l'opération, pratiquée de meilleure heure, aurait pu le sauver.

C. F. MAURDEN, *Medical Times and Gazette*, 1869. I.

Obs. 36. — *Fistule vésico-rectale. Colotomie. Mort.*

27 ans. Bonne santé jusqu'en avril 1871. A cette époque, douleur, gonflement de l'abdomen durant neuf semaines. En

mars 1872, douleur constante au niveau de la vessie avec diarrhée, perte d'appétit et de forces. Peu de temps après, gaz, puis fèces à travers l'urèthre; quelquefois, rétention d'urine; l'urine passe aussi par le rectum.

En mai, colotomie; aussitôt après, plus de fèces dans l'urine. Mort trois semaines après la colotomie.

Autopsie : intestins adhérents dans le petit bassin. Ouverture adductant le bout de l'index entre le rectum et la vessie, vessie contractée, muqueuse détruite par l'ulcération. Abcès de la prostate. Tuberculose du sommet des poumons.

Erskun Mason. *Med. Rev.*, New-York, IX, in Chavannaz.

Obs. 37. — *Fistule vésico-rectale. Colotomie. Mort.*

V. Pl..., âgé de 56 ans, adonné à toutes les joies de la vie, et surtout à celles de la table, remarque chez lui une tendance vers la constipation et une diminution d'appétit consécutive. Il consulte dans ses voyages les différents médecins de l'Europe, qui attribuent tout à la pléthore abdominale.

Cependant, il ne suit pas leurs prescriptions et, avec le temps, la constipation devient de plus en plus opiniâtre. Gonflement de l'abdomen et manque d'appétit l'accompagnent. L'idée lui vient alors qu'il souffre d'un rétrécissement de l'intestin, malgré cela, il ne se soigne pas. En hiver 1853, il remarque que le pus s'écoulait de son rectum, et que la miction lui est difficile; le malaise augmentant, il s'adresse enfin au docteur Schrötter. Celui-ci observa chez lui le passage de gaz et de fèces avec l'urine, et l'envoya chez moi.

J'ai trouvé le malade très amaigri, d'une teinte terreuse, d'un faciès souffrant. Respiration fétide, langue rouge-brun et sèche, peau chaude et sèche, pouls faible et très accéléré. Pas d'appétit, soif ardente, insomnie. Ventre un peu distendu : à travers les parois abdominales minces, on sent distinctement les anses intestinales distendues, la percussion donne un son mat; de temps en temps, aussi à la suite de pression ou de friction, des mouvements péristaltiques violents se font dans les intestins, on peut les sentir et les entendre.

Dans la région vésicale, la pression est douloureuse, le ventre dur. Dans la région inguinale gauche, ganglions gonflés et douloureux. Dans le rectum, large et très volumineux, le doigt ne peut sentir ni un rétrécissement ni un orifice fistulaire : très haut à la paroi antérieure du rectum, le bout du doigt atteint un durcissement qu'on ne peut pas délimiter en haut. Il est homogène et se confond avec le tissus environnants. Paroi rectale peu mobile. Prostate gonflée et sensible à la pression.

Le cathéter trouve une résistance passagère au bulbe de l'urèthre et au col vésical. La vessie est contractée et ne se laisse pas distendre par la pression du cathéter. Injection d'eau s'écoule par le rectum. Ce symptôme était tout à fait nouveau pour le malade, car il avait souvent rendu les fèces avec l'urine, mais jamais l'urine ne sortait par le rectum. L'urine était dans un état de décomposition putride, mélangée avec beaucoup de mucus, avec des fèces liquides et des morceaux de fèces dures, foncées. Elle empesta toute la chambre. A la miction, des gaz sortaient de l'urèthre.

Le malade raconta que parfois les fèces manquaient dans l'urine, et qu'alors sa fièvre était moins forte. Ses forces, dit-il, commencèrent à tomber dès que les excréments se mirent à passer avec l'urine.

Le diagnostic n'était donc pas difficile. Le siège de la fistule devait être au fond vésical, vu que le doigt ne pouvait en atteindre l'orifice rectal, et que jamais l'urine ne sortait par l'anus. Comme cause, j'admis le rétrécissement au point où la flexure iliaque se transforme en rectum. L'idée de cancer était exclue, vu l'état général du malade. Au-dessus du rétrécissement se forma probablement un abcès, ainsi que semblerait le prouver la sortie du pus du rectum, peu avant les symptômes de la perforation de la vessie.

Cet abcès amena la communication avec la vessie. Le passage des fèces dans la vessie et la cystite consécutive produisirent la fièvre qui épuisa le malade.

Pour le sauver il fallait empêcher le passage des fèces dans la vessie et, comme on ne pouvait pas penser à un traitement direct, il n'y avait qu'à faire un anus artificiel au-dessus de l'orifice fistulaire.

Opération : 26 mars 1831. — Incision longue de 3 centimètres à travers la peau, le fascia transversalis et le tissu cellulaire. Le carré des lombes devait être aussi incisé pour rendre possible de la dénudation de l'intestin.

La portion intestinale dénudée fut fixée par deux ligatures conduites à travers les bords de la plaie et l'intestin. Je réunis ensuite les bords de la plaie par des sutures boutonnées et les enduisis de collodion pour les garder de l'action des fèces. C'était un mauvais procédé, car en même temps les sécrétions de la plaie furent retenues, et celles-ci sont pour l'organisme non moins dangereuses que les matières fécales.

L'intestin était contracté, ce qui rendait difficile son ouverture, un morceau de fèces s'y trouvant. Les bords de la plaie intestinale furent maintenant fixés par quelques sutures aux bords de la plaie abdominale et je devais procéder aux injections dans l'intestin pour en évacuer la partie située plus bas, lorsque l'état alarmant du malade me força d'interrompre l'opération.

Le malade fut porté dans son lit : après le réveil il émit de l'urine claire sans fèces, mais il s'opposa à l'injection dans l'anus artificiel. Déjà le soir, son état ancien, fièvre, soif, manque d'appétit, revint. De l'anus artificiel ne sortait rien, la muqueuse y était rouge-bleu, sanguinolente.

L'abdomen est mou, on y sent l'intestin rempli de fèces. Pas de tympanisme. L'urine était foncée, fétide, mais ne contenait des fèces que le troisième jour. Le quatrième et le cinquième jour, une sécrétion purulente de la plaie se joint aux symptômes précités. Alors seulement il permit de faire l'injection : elle n'eut pas d'effet. Le lendemain, après administration d'huile de ricin les fèces sortent abondamment. Malgré sa situation dangereuse, le malade se conduit encore mal et ne permet de changer les pansements qu'en ma présence. Le 5 avril son état était très mauvais, mais le 6 juin la plaie commença à se déterger et le patient alla mieux. Les fèces continuaient à passer à travers l'urèthre et je tremblais d'avoir fait l'anus trop bas. Le 8 avril j'administrai au malade, à titre d'essai, de l'huile de ricin : elle parut dans l'anus artificiel mais non dans l'urine. La plaie allait toujours mieux et j'espérais déjà la guérison du malade, lorsque le 11 avril il eut un accès d'oppression terminé deux jours après par la mort.

Autopsie : Pas de liquide dans la cavité abdominale, péri-

toine ni rouge ni recouvert d'exsudat : une grande portion de
l'épiploon adhérente en avant et á droite á la paroi abdominale.
Au milieu du côlon descendant, l'intestin est rétracté en arrière ;
d'ailleurs aucune modification pathologique á l'intestin ni á
l'entourage. Au-dessus de l'anus artificiel, un peu de féces solides dans le côlon descendant et transverse ne contenant que
des gaz. Au-dessous de l'anus artificiel l'intestin était contracté, mais contenait encore des féces solides. La flexure sigmoïde était adhérente á la vessie et á une portion de l'iléon, là
se trouvait une cavité formée par une péritonite enkystée et
avec laquelle communiquait aussi bien la flexure sigmoïde que
la vessie. L'orifice dans les deux organes était petit surtout celui dans la vessie, qui apparut contractée et dont la muqueuse
était pigmentée au fond vésical. Les parois de la cavité abcédée
étaient gris-noir, ulcérées á maints endroits. des conduits si-
nueux s'étendaient jusque dans la couche musculeuse de l'intestin et de la vessie. La communication entre l'intestin et la
vessie était donc indirecte, produite seulement par l'intermé-
diaire de l'abcés péritonital.

Au col vésical, la muqueuse était recouverte au caput gallina-
ginis d'un exsudat purulent, la prostate gonflée contenait plusieurs foyers purulents fermés qui eux seuls constituaient un
danger considérable pour la vie du patient. Ni á la muqueuse
du rectum, ni á celle de la flexure iliaque, ni même dans la
proximité immédiate de la perforation il n'y avait la moindre
modification pathologique.

TENGEL, Archiv. f. Klin. Chirurgie, 1861. Bd. I.
in th. Pascal.

COLOTOMIE ILIAQUE AVEC ÉPERON.

On fait en général l'opération en deux temps ; dans
un premier temps on extériorise l'anse, puis au bout de
quelques jours on ouvre l'anse. On incisera les téguments dans la fosse iliaque gauche depuis l'épine iliaque
antéro-supérieure á trois travers de doigt en dedans
d'elle et sur une longueur de 10 centimètres en se diri-

geant obliquement en haut et en dehors. Au lieu de couper les muscles on les dissociera seulement afin de fournir un sphincter au nouvel orifice. Des aides écarteront les muscles pendant que l'opérateur incisera le péritoine et à la suite ira chercher le côlon iliaque en évitant de le prendre trop bas. On attirera l'intestin dans la plaie et on le soulèvera au moyen d'une tige introduite à travers son méso, puis on enlèvera les écarteurs. La plaie cutanée sera suturée à ses deux extrémités et on placera deux fils fixant l'anse à la peau ; en outre, pour maintenir l'éperon, on fera deux points de suture au niveau de l'angle formé par les positions supérieure et inférieure du côlon. Du quatrième au septième jour, on ouvre l'anse au thermo en respectant la partie postérieure. Du huitième au dixième jour on retirera la tige de soutien.

Roux, de Lausanne, recommande un anus pubien en ce qu'il permet le port d'un bandage obturateur. Cette opération nécessite la résection d'au moins 2 centimètres de la symphyse pubienne.

Si l'anus ne doit être que temporaire, on en fera, en temps voulu, la cure radicale, en réséquant les portions intestinales voisines et en suturant les deux bouts de l'intestin.

VOIE RECTALE.

Déjà Desault (1) fendait toutes les parties molles, rectum compris, à partir de la fistule recto-vésicale et la guérison se fit du fond vers la périphérie : pour cela il eut soin de maintenir une mèche bien enfoncée dans la plaie. De même Baudens (2) sectionna « un pont de tissu

(1) Desault : cité par Blanquinque. Th. Paris 1870.
(2) Baudens : *Plaies par armes à feu.*

qui séparait les ouvertures du rectum et du col de la vessie ; une grosse mèche fut laissée dans le rectum comme après l'opération des fistules recto-vaginales ; une portion des brins de charpie qui la composaient furent ramenés vers l'angle antérieur de la plaie afin de la faire cicatriser du fond vers la périphérie ; le blessé fut soumis au même traitement que s'il avait subi une opération de fistule anale ». Guibout (1) rapporte le cas d'un malade chez qui la cure d'une fistule anale fit cesser les symptômes de communication recto-vésicale. La simple section des fistules amena la guérison du malade de Bingham (2).

Thompson (3) découvrait la fistule et en cautérisait les bords.

Root (4) sutura par le rectum des points qu'il croyait être des orifices fistulaires.

Simon (5) fit le premier la sphinctérotomie pour guérir des fistules recto-vésicales, mais, le premier, Marion Sims (6) aurait fait par le rectum la suture d'une fistule recto-vésicale consécutive à une taille.

Le malade étant placé dans la position génuo-pectorale ou dans celle de la taille, on cherchera à oblitérer la fistule par l'anus. Le bassin est élevé et bien éclairé ; pour faciliter l'accès à la fistule, la dilatation de l'anus sera pratiquée. Puis de longs écarteurs vaginaux seront placés latéralement pour écarter les faces rectales et tendre la paroi antérieure afin d'en effacer les plis. A l'aide de pinces à griffe et d'un stylet on cherchera l'ori-

(1) Guibout : Soc. Méd. Paris, 1867.
(2) Bingham : cité par Bartels.
(3) Root : cité par Chavannaz.
(4) Thompson : *Leçons sur les mal. des voies urin.* 1874.
(5) Simon : cité par Chavannaz.
(6) Sims : cité par Bauer. *Arch. f. Klin. Chirurgie*, Berlin, 1862.

fice fistuleux souvent marqué par une altération de la muqueuse rectale : parfois il sera, pour cette recherche, nécessaire de se servir des injections colorées. Pour voir plus haut, il sera souvent nécessaire de fendre le sphincter en arrière, sur la ligne médiane, ainsi que l'ont fait Simon et Maas; Chavannaz, cependant, ne pense pas que cette opération soit nécessaire. Rotter place ce temps à la fin de l'opération; Chavannaz, au contraire, le ferait au début.

Une fois l'orifice découvert cette section facilitera la suture, et permettra, durant les jours qui suivront l'opération, l'écoulement facile et continu des matières par l'anus, évitant la distension du rectum et le séjour des matières au contact de la plaie suturée.

S'aidant de pinces fixatrices et des instruments usités dans la cure des fistules vésico-vaginales, on fera un avivement à la Bozeman. Autant que possible on détachera d'un seul morceau le lambeau, ainsi que le recommande Maas, afin de ne pas s'exposer à laisser des parties munies d'épithélium, qui, grâce à l'écoulement sanguin qui ne manque pas de se produire, courront le risque de passer inaperçues. A l'exemple de Weinlechner on fera de préférence deux plans de suture au catgut, l'un profond, réunissant la zone d'avivement, l'autre superficiel, ramenant sur cette suture les bords de la muqueuse détachée du plan sous-jacent. Dans le rectum on laissera pendant les premiers jours un gros drain enveloppé de gaze, et dans la plaie rectale postérieure on placera de la gaze à plat. Lorsque la guérison de la fistule aura été obtenue, on pourra combattre l'incontinence des matières par la suture du sphincter.

Karewski, dans un cas que nous rapportons, employa un procédé qui rappelle celui de la fistule recto-vaginale par abaissement du rectum avec conservation du sphincter. Il incisa circulairement le rectum et le descendit tant que l'orifice vésical fut recouvert par la paroi rectale saine. Le segment inférieur abaissé du rectum restait devant l'anus comme un prolapsus artificiel. Cette opération échoua et l'on dut avoir recours à une intervention par voie sacrée qui guérit le malade de sa fistule.

Obs. 38. — *Incision. Guérison.*

Un soldat du 3ᵉ régiment de ligne reçut à Staoli une balle qui lui enleva, d'arrière en avant, une partie du coccyx, déchira l'anus, laboura la moitié postérieure du périnée d'où elle fut extraite par une contre-ouverture. La chute des escarres laissa voir une plaie bien plus considérable qu'on ne l'avait pensé d'abord. On reconnut alors une fistule recto-vésicale à l'issue des gaz et des fèces qui s'échappaient par l'urèthre. Deux indications principales se présentaient : 1° guérir la fistule; 2° prévenir les rétrécissements de l'anus et l'incontinence des matières fécales, par suite de la destruction partielle du sphincter. Pour prévenir ces infirmités, je laissai dans la vessie une sonde à demeure, après avoir préalablement coupé un point du tissu qui séparait les ouvertures du rectum et du col de la vessie. Afin de les confondre en une seule, une très grosse mèche fut laissée dans le rectum, comme après l'opération ordinaire des fistules recto-vaginales, une portion des brins de charpie qui la composaient furent ramenés vers l'angle antérieur de la plaie, afin de la faire cicatriser du fond vers la circonférence. Le blessé fut soumis au même traitement que s'il avait subi une opération de fistules anales. Quelques saignées générales combattirent efficacement la fièvre traumatique et deux mois plus tard il fut radicalement guéri.

BAUDENS : *Plaies par armes à feu.*

Obs. 39. — *Fistule recto-vésicale. Incision. Guérison.*

Un homme tombe, les jambes croisées, dans un escalier sur un manche à balai, qui pénètre tout près de l'anus à travers le

rectum dans la vessie. On applique une sonde. Six heures
après, l'urine passe encore par la plaie alors que des matières
fécales passent par l'urèthre. Symptômes de corps étrangers.
Au prix de très vives douleurs un morceau de pantalon est expulsé par l'urèthre. On fend les fistules. Guérison.

> E. BINGHAM : *Practische Bemerkungen ueber die*
> *Krankheiten und Verletzungen der Blaser.*
> Trad. Dollhof. Magdeburg. 1823. Cité par
> Bartels.

OBS. 40. — *Fistule recto-vésicale. Cautérisation. Guérison.*

Il n'y a pas bien longtemps, nous avions dans notre service
un jeune adolescent que plusieurs d'entre vous doivent se rap-
peler, et qui, quelques années auparavant, avait été taillé à la
campagne avec succès, à cela près que l'intestin s'était trouvé
blessé pendant l'opération. Depuis ce moment, le patient était
affligé d'une fistule rectale pour la guérison de laquelle il venait réclamer nos soins. Je le plaçai dans la position de la taille,
puis, après l'avoir plongé dans l'insensibilité chloroformique, je
vidai la vessie au moyen de la sonde, et j'introduisis dans le
rectum le spéculum vaginal dont je vous ai déjà parlé. Nous
aperçûmes alors à une certaine profondeur, sur la paroi latérale gauche de l'intestin, une ouverture qui admettait un cathéter d'argent n° 9.

Nous avions fait disposer un double fil métallique en communication avec une batterie puissante : nous lui donnâmes
une forme convenable qui lui permit d'atteindre l'orifice fistuleux, puis, fermant le circuit galvanique, nous touchâmes vigou-
reusement les lèvres de la solution de continuité avec le fil de
platine porté au rouge. Je recommençai l'opération au bout
d'une semaine ou d'une dizaine de jours et nous pûmes voir
diminuer rapidement la quantité d'urine qui passait par le
rectum.

A la fin, le patient ne perdait plus par l'intestin qu'une
quantité d'urine insignifiante : il ne mouillait plus son lit à son
insu pendant la nuit, ce qui est un des inconvénients les plus
pénibles de cette déplorable infirmité; bref, sa position était

devenue très tolérable, mais l'oblitération complète de la fistule fut constamment au-dessus de nos efforts.

> Sir H. Thompson, *Le cours clin. sur les maladies des voies urinaires.* Trad. Jude Hue et Gignoux. Paris, 1871.

OBS. 41. — *Fistule recto-vésicale par balle. Suture. Guérison.*

Soldat. Coup de feu d'avant en arrière.

Sous chloroforme : orifice très élevé sur la paroi antérieure du rectum. Deuxième orifice à 5 centimètres de l'anus sur la paroi postérieure.

Sphinctérotomie postérieure pour la sortie du pus et de l'urine répétée à quatre semaines d'intervalle.

Guérison de la fistule postérieure.

Suture directe de l'orifice sur la paroi antérieure du rectum. Guérison.

Suture répétée de la section du sphincter. Guérison avec continence parfaite.

> G. Simon d'Heidelberg, in Chavannaz.

OBS. 42. — *Fistule recto-vésicale. Avivement. Suture.*

Chez un nommé M..., on enleva en 1865, à la clinique, une pierre vésicale par taille latérale : au cours de l'opération, on blessa le rectum. Depuis ce temps, le malade était porteur d'une fistule, et la nuit, l'urine s'écoulait constamment par le rectum. Durant le jour, le malade urinait en partie par les voies naturelles, en partie par le rectum, moins cependant que la nuit. De même, au moment de la défécation, il passait de l'urine par l'anus.

En 1870, on cautérisa plusieurs fois la fistule au fer rouge, sans en obtenir la guérison. En 1871, le malade entre à ma clinique de Vienne; le 3 février, je fendis la partie postérieure du sphincter anal, j'attirais le rectum pour rendre bien visible la fistule, avivai largement les bords et suturai directement. Durant la semaine suivante le malade urinait par une sonde; mais la guérison ne vint pas, le même état persistait, la fistule se rouvrit.

— 53 —

Le malade, affaibli par l'opération, présenta au bout de quelques mois de l'œdème des jambes et de la pleurésie. Je ne pus tenter une nouvelle opération. Admis dans un service de médecine, le malade y succomba à un mal de Bright.

BILLROTH, *Chirurgische Klinik*, Berlin, 1879.

OBS. 43. — *Fistule recto-vésicale. Sphinctérotomie. Avivement. Suture. Guérison.*

Fistule recto-vésicale de cause inconnue. Orifice rectal de 5 millimètres visible sur la paroi antérieure du rectum, au-dessus de la prostate.

Opération sphinctérotomie. Dilatation du rectum. Valves de Sims. Abaissement de la paroi antérieure, avivement large des bords de la fistule, suture. Sonde à demeure.

Suites opératoires : pendant huit jours on constipe le malade; le treizième jour on retire la sonde de Nélaton. Continence progressive du sphincter.

MAAS, in Chavannaz.

OBS. 44. — *Fistule vésico-rectale. Sphinctérotomie. Taille périnéale. Suture. Guérison.*

J. Van Tassel, 22 ans, cultivateur. Entra à l'hôpital Presbyteries de New-York, le 4 novembre 1885.

Il y a deux ans, il tomba sur un pieu qui lui pénétra dans le corps tout près de l'anus. Quand le malade se leva, l'urine s'écoula de la plaie, elle n'était pas très sanguinolente. Le malade ne souffrait pas beaucoup.

La nuit suivante des gaz et des fèces passèrent à travers son urèthre. La plaie extérieure se ferma en quatre à cinq semaines, mais les autres symptômes continuèrent. La plupart des urines passaient par le rectum. Sept mois avant l'entrée à l'hôpital, le patient commença à souffrir beaucoup dans la région périnéale.

Au moment de l'admission, les conditions générales du malade étaient bonnes : il se plaignait quelquefois de difficultés d'uriner et avait des exacerbations vespérales de la température, non influencées par la quinine. Une sonde française n° 27, introduite dans la vessie, vint en contact avec une pierre de dimensions considérables. Le toucher rectal révéla une communication fistulaire avec la vessie située un peu à gauche de la ligne médiane, 2 centimètres et demi au-dessous du bord de l'anus. 60 onces environ d'urine passaient par l'anus tous les jours, le maximum de l'urine rendue par l'urèthre était de 4 onces par vingt-quatre heures.

Opération le 4 novembre 1855. Malade endormi à l'éther : la cavité vésicale lavée par la solution boriquée : la sortie du liquide par le rectum fut facilitée par l'introduction d'un spéculum anal. La sonde est retirée ensuite et le malade placé dans la position génu-pectorale, le bassin un peu plus élevé que les épaules; les cuisses écartées. Au niveau du coccyx, dans la ligne médiane on fend la paroi postérieure du rectum : pour faciliter l'opération, on introduit le spéculum de Sims et des rétracteurs latéraux. Maintenant on pouvait faire un examen digital et oculaire de la communication entre le rectum et la vessie. L'index y pouvait passer et permettait de se rendre compte de l'état des parois. Il traversait d'abord un orifice circulaire dans la paroi résistante du rectum, puis un court canal oblique de moindre résistance et probablement ne dépassant pas un demi-centimètre; enfin, un second orifice, évidemment celui de la vessie ; puis venait en contact avec la pierre.

La pierre, d'un poids de 9 drachmes, fut retirée par la taille périnéale médiane exécutée facilement. Les bords de la fistule furent avivés et les parois rapprochées par dix sutures au catgut. L'incision faite à la paroi postérieure du rectum fut suturée aussi. Drains dans le rectum et dans la vessie.

24 novembre. Le drain rectal fut enlevé, la plaie de la paroi postérieure n'est pas encore tout à fait close.

Le 27, drain périnéal enlevé.

A partir du jour de l'opération, il n'y eut pas d'écoulement d'urine par le rectum.

Les examens du 25 novembre, du 3 et du 11 décembre révèlent l'occlusion complète de la communication fistulaire et le malade est guéri.

Brinson, Société de Chirurgie de New-York,
séance du 22 décembre 1885, in th. Pascal.

Obs. 15. — *Fistule vésico-rectale. Avivement. Suture. Guérison.*

Plaie par un bâton ayant pénétré par l'anus et perforé la vessie. L'orifice fistuleux de la paroi antérieure du rectum admettait le doigt. Czerny commença par introduire dans la fistule une sonde utérine et dans la vessie un cathéter. La commissure postérieure de l'anus ayant été sectionnée pour se donner du jour, il aviva par le rectum tout le pourtour de la fistule, dans l'étendue de 1 centimètre, puis il excisa en profondeur les parois fistuleuses, de manière à obtenir un avivement en entonnoir. Pour cette excision, il se servit de ciseaux courbes. Trois sutures profondes au catgut, quatre sutures superficielles à la soie suffirent à l'oblitération parfaite. On ne mit pas de sonde à demeure. Au bout de trois semaines, les points de suture à la soie furent enlevées sous le chloroforme, et dix-sept jours après, soit trente-huit jours après l'opération, la guérison était complète.

Czerny, cité par Weinlechner. *Zur Kasuistik der Blasenmastdarmfisteln. Allgemeine Wiener med. Zeitung,* 1887, n° 31.

Obs. 16. — *Fistule vésico-rectale. Avivement. Suture. Guérison.*

Chute sur une perche qui pénètre par l'anus, perfore le rectum et la vessie.

Symptômes d'abcès périvésical. Urines avec dépôt abondant de pus, cylindres et matières fécales.

Examen : à 5 centimètres de l'anus, à droite de la ligne médiane, fistule de la grosseur d'un pois.

Opération : 16 novembre : section postérieure du raphé, avivement large en entonnoir. Suture au catgut. Pas de sonde à demeure. Drain rectal : quinze jours après, fermeture de la plaie de sphinctérotomie. Guérison, 24 décembre.

Czerny, 1887, in Chavannaz.

Obs. 47. — *Fistule vésico-rectale. Incision. Cautérisation. Guérison.*

Les incisions rétro-vésicales sont maintenant hors d'usage : pourtant il y en a des indications. J'ai dû en faire une dans le cas suivant : il s'agissait d'une pierre vésicale en forme de pipe, une partie reposait dans la prostate, l'autre dans la vessie. Celle-ci avait, du côté tourné vers la paroi vésicale postérieure, un tubercule qui comprimait la paroi vésicale et finit par la perforer et trouer aussi la paroi rectale. Une fistule vésico-rectale se forma de cette façon.

La sonde révéla un obstacle dans la portion prostatique, obstacle rugueux et sonore : le doigt introduit dans le rectum pouvait sentir, à la paroi supérieure, au milieu de l'orifice fistulaire, le sommet rugueux du tubercule. L'opération consista en descente de la paroi postérieure du rectum moyennant le spéculum de Sims : puis je fendis la paroi recto-vésicale en avant, en partant de la fistule, à travers la prostate jusqu'au bout antérieur de la pierre. L'exérèse fut facile et la guérison de la plaie relativement rapide. Seulement une fistule capillaire s'était formée dans le rectum, elle résista longtemps à tout traitement, mais se ferma enfin après des cautérisations répétées avec une aiguille incandescente.

Mosetig. Moohhor, *Handbuch. der Chirurg. Technik.* Leipzig, 1887.

Obs. 48. — *Fistule vésico-rectale. Sphinctérotomie. Amélioration.*

Un uhlan âgé de 23 ans se blesse le 12 décembre 1885 avec une pièce de lit en fer. Le 19 janvier 1886, à 4 centimètres de l'orifice anal, sur la paroi antérieure, trou allongé de la grandeur d'un kreutzer, à bords douloureux et assez mous. Le spéculum montre sur les bords des granulations. Par cette ouverture l'urine suinte constamment. Léger catarrhe rectal. Toute l'urine passe par la plaie : aucune envie d'uriner. Douleur à chaque selle. Le 11 février 1886, après cocaïnisation, sphinctérotomie sous-cutanée. Au commencement de juin on supprime la sonde à demeure. L'urine ne s'écoule plus spontané-

ment par la fistule, mais dans la miction elle s'écoule en
partie par la fistule, en partie par le canal. Le 24 juin la fistule
est grande comme un haricot et ses bords sont durs : urines
claires. Le 15 août l'ouverture est grosse comme un pois.

Th. Boszkosiewicz. Wiener Klin Wochenschrift
1887, in Chavannaz.

Obs. 49. — *Fistule recto-vésicale. Sphinctérotomie. Suture. Mort.*

Employé de commerce, 24 ans. Il y a quatre ans il a eu une
blennorrhagie : neuf mois après cela un rétrécissement de
l'urèthre tout près de la vessie : six mois après les premiers
symptômes du rétrécissement, rétention d'urine. Déjà à ce moment on remarqua, pendant le toucher rectal, une grande sensibilité du rectum et un ramollissement de la prostate.

Un mois après il perd toute l'urine par l'anus. Depuis ce
temps la fistule existe malgré la dilatation du rétrécissement
(d'ailleurs très considérable). Une cystite grave et une proctite
se développent aussi et ni les injections de nitrate d'argent dans
la vessie, ni les lavages boriqués de la vessie et du rectum après
chaque selle ne peuvent les guérir. On exécuta une dilatation
sanglante du rectum en fendant le sphincter anal en avant,
mais on ne put pas voir l'orifice fistulaire. On sutura l'incision
et on laissa une sonde à demeure. Mais le patient mourut bientôt au milieu de symptômes diarrhéiques et de vomissements.

Autopsie : en dehors de deux fistules recto-urétrales grandes
comme un pois et distantes de 3 à 4 centimètres de l'anus, on
trouva, 10 à 12 centimètres au-dessus de l'anus, un orifice
grand comme une demi-couronne danoise et faisant communiquer la vessie et le rectum. La vessie elle-même était grande
comme un œuf de poule : autour de la fistule et à la paroi postérieure se trouvaient de grands abcès et le périnée entier for-
mait une masse molle parsemée de tuméfactions. Les intestins
présentaient de vieilles adhérences, parmi lesquelles une entre
la vessie et l'intestin grêle : dans les reins il y avait une infiltration purulente. Les deux uretères étaient dilatés, le foie pe-
sait 2.500 grammes.

Sandberg : Médicinsk. Revue, Copenhague,
t. VIII 1891. In th. Pascal.

Obs. 50. — *Fistule vésico-rectale. Cautérisation. Colotomie.*
Taille hypogastrique. Avivement. Guérison.

Au mois de mars 1891, un garçon de 6 ans fut opéré de pierre vésicale par taille périnéale. Après l'opération une fistule s'établit entre le rectum et la vessie, et du rectum s'écoulaient constamment des gouttes d'urine. Huit mois après, un chirurgien essaya de fermer la fistule opératoirement, mais n'y réussit pas. Le même chirurgien répéta ses essais quatre fois en 1892, toujours en vain. Depuis ce temps la fistule persiste jusqu'en 1898.

En janvier, le jeune G. G., alors âgé de 13 ans vint me consulter. Son état général commençait à se ressentir de sa fistule.

Il fréquentait l'école, mais la marche le fatiguait; il toussait souvent et avait des attaques de bronchite. A l'école il choquait ses camarades par la mauvaise odeur de ses vêtements, bien qu'on eût soin de les lui faire changer souvent.

A l'examen, je trouvai ses fesses, dans la région anale, très excoriées et parsemées de pustules et de furoncles. L'anus béant un peu à sa portion antérieure : le périnée était devenu mince, de sorte que la couche de tissu séparant l'anus de l'urèthre paraissait bien peu épaisse.

La fistule était facilement visible après dilatation de l'anus et emploi de la lumière réfléchie. Elle était large comme le bout du petit doigt et avait la forme circulaire ; elle se trouvait un peu au-dessus de l'orifice interne de l'urèthre.

Je lui administrai des purgatifs pour débarrasser son intestin et le mis à la diète, et après cinq jours de ce traitement, je suturai, sous éthérisation, la fistule avec du fil d'argent fin. Les sutures furent placées transversalement, distantes l'une de l'autre d'un huitième de centimètre. On laissa une sonde élastique à demeure dans la vessie pendant 48 heures. La sonde irrita beaucoup l'urèthre et se recouvrit de tant de concrétions que j'eus beaucoup de peine à la retirer. Malgré cela la fistule se rouvrit dès le lendemain et cinq jours après je renvoyai le malade.

Il entra de nouveau à l'hôpital le 21 avril 1898. La fistule avait le diamètre d'un demi-centimètre. Il y avait déjà eu, en somme, six tentatives de la fermer et je réfléchis longtemps si j'avais à procéder à la septième. Enfin l'idée me vint d'essayer une colotomie. Les manuels que je compulsai ne pouvaient pas me renseigner là-dessus : mais j'appris que le docteur Tuttle, de New-York, avait traité de cette façon avec succès une fistule recto-urétrale. Je me décidai donc de réaliser mon intention et de faire en outre une ouverture épicystique pour drainer par là l'urine très septique (taille hypogastrique).

Ces opérations furent exécutées le 30 avril, toutes les deux à la même séance. Une bride de la sigmoïde fut enlevée à travers une incision dans la région iliaque gauche et une suture matelassière en fil de soie passée au-dessous à travers la peau, le mésentère et la peau de nouveau. Après cela, j'ouvris longitudinalement l'intestin sur l'étendue de presque 2 centimètres; il n'y eut pas d'hémorragie. Ensuite j'ouvris la vessie.

Dix jours après, le 9 mai, j'attaquai de nouveau la fistule. Mon opération d'il y a quelques jours m'avait donné des résultats satisfaisants. La vessie et le rectum, constamment irrigués dès le moment de leur ouverture, fonctionnaient normalement.

J'avivai les coins de l'orifice fistuleux dans le rectum. Puis je fermai la plaie à l'aide de sutures transversales en soie; mais, six jours après, la plaie se rouvrit. Les sutures furent enlevées le dixième jour. Toutefois la fistule diminua. Elle était encore plus petite le 25 mai; ce jour-là je la refermai de la même façon. Au bout de six jours, la plaie se rouvre : je renvoie le malade ; mais sa fistule a déjà beaucoup diminué. La fistule hypogastrique s'est fermée.

Le 9 septembre le malade revient avec une fistule un peu plus grande qu'une tête d'épingle. Le 12 je la fermai, cette fois-ci à l'aide de sutures verticales. La plaie se rouvre bientôt, et la fistule reprend ses dimensions d'antan.

Le 31 octobre nouvel essai opératoire, cette fois couronné de succès. Je disséquai largement le tissu périfistulaire vésical et fermai d'abord l'orifice vésical. Puis je fis de même avec l'orifice rectal, tout en y laissant à l'angle inférieur un petit orifice pour le drainage. Les deux orifices se fermèrent définitivement. Le 17 novembre je fermai l'anus artificiel. Mon malade se porte, depuis ce temps, à merveille.

S. Brown : *Annals of Surgery*. 1899, t. I, p. 744-750.

Obs. 51. — *Fistule vésico-rectale. Demi-guérison.*

B... saute un fossé, tombe en arrière, le corps plié en deux : le siège porte sur le tronc d'un jeune arbre coupé en bec de flûte. Fistule vésico-rectale plusieurs mois après; toutes les deux heures selle liquide. Plusieurs fois on tente de fermer la fistule, chaque fois orchite gauche. Demi-guérison.

Obs. DESGRANGES in th. Maltrait. Cité par Thibaudet, th. Lyon.

VOIE PÉRINÉALE.

Deux procédés sont employés pour aborder la vessie en passant entre l'urèthre et la prostate en avant, le rectum en arrière. Le malade est placé dans la position de la taille périnéale, les jambes relevées et repliées.

Procédé de Zuckerkaudl (1). — Faire à trois centimètres au-devant de l'anus, une incision transversale de sept centimètres de long, sur les extrémités de laquelle viennent se brancher deux incisions divergentes se portant sur les ischions servant de points de repère. Laissant le sphincter en arrière, on remontera, à l'aide du bistouri dans l'espace recto-prostatique entre la prostate et le rectum et l'on pourrait, en décollant le péritoine, accéder au sommet de la vessie. « Le rectum et la prostate ne sont pas solidement unis à l'état normal. Il est indispensable de se tenir tout contre la capsule de la glande; on dissèque ainsi dans un plan de clivage qui permet de dénuder facilement l'organe en rejetant le rectum en arrière. Ce plan de clivage n'est pas facile à trouver les premières fois; quand on arrive à la prostate, le mieux

(1) ZUCKERKAUDL : *Wiener med. Presse*, 1889.

est de poser le bistouri et de ne se servir que de la sonde
cannelée qui permet le mieux d'isoler ce plan. Cela fait
on découvre la paroi postérieure de la vessie, portion
sous-péritonéale, plus ou moins étendue suivant la distance à laquelle se trouve le cul-de-sac de Douglas.
Quelle que soit cette distance, ce qui en l'espèce n'offre
ici qu'un intérêt secondaire, il est plus intéressant de
constater que le péritoine exempt de lésions, se décolle
des parois vésicales, aussi bien de la vessie que du rectum (1). »

Procédé de Rochet et Durand (2). — Faire une incision
en forme de H dont la barre transversale passe à cinq
centimètres en avant de l'anus; les deux incisions latérales s'étendent des côtés du scrotum jusqu'à l'anus ou
un peu en avant de lui en divergeant légèrement. Sépa-
rer ensuite le transverse superficiel en avant du sphinter
en arrière.

Disséquer transversalement au bistouri, dans la masse
musculaire et fibreuse du corps périnéal, un cathéter
ayant été mis au préalable dans l'urèthre, et un doigt
dans le rectum, l'ouverture de ces deux organes, du rectum surtout, étant à redouter. Pour cela, on se portera
un peu en avant, on reconnaitra le bulbe, l'isolera et le
protégera par un écarteur.

Une fois le sommet de la prostate atteint, on rompra
les adhérences prostato-rectales. Jamais Rochet et Durand,
contrairement à l'opinion de Jonnesco, de Delbet, n'ont
rencontré une union intime entre les vésicules séminales
et le rectum, rendant impossible tout passage entre eux,
et le doigt glissé derrière la prostate remonte sur la pa-

(1) Pascal : *Des fistules vésico-intestin. acquises.* Th. Paris, 1900.
(2) Rochet et Durand : *Arch. provinc. de chirurgie,* 1896.

roi vésicale qu'il isolera jusqu'au péritoine, qu'il rejettera en arrière avec le rectum. *Pascal*, qui a répété sur quatre cadavres le procédé de Rochet et Durand, a pu dans trois cas accéder facilement au-dessus de la prostate; dans le quatrième, le décollement des vésicules du rectum a été impossible; « il est vrai que le sujet était porteur d'une hypertrophie de la prostate, avec cystite et péricystite ».

Dans les trois observations inédites que nous rapportons, MM. Pasteau et Albarran ont fait une incision arquée des téguments, analogue à celle de la prostatectomie périnéale, c'est celle qui semble devoir se généraliser dorénavant ; dans un cas, M. Albarran dut reconstituer l'anus et l'urèthre et décolla le rectum sur toutes ses faces.

La fistule atteinte par l'un ou l'autre procédé, le décollement étant fait au delà de cette fistule, on en avivera les bords, on suturera au catgut fin, séparément les deux orifices rectal et vésical. Puis on drainera avec un tube et une mèche de gaze interposés à la vessie et au rectum afin d'assurer la cicatrisation de la profondeur vers la superficie, et au bout de quatre semaines à peu près la cicatrisation sera parfaite.

Obs. 52. — Fistule recto-vésicale. Taille périnéale. Avivement. Suture. Guérison.

Fistule vésico-rectale à la suite de chute sur un piquet. On place le malade dans la position de la taille : on passe de forts fils de soie dans la portion postérieure du rectum de chaque côte. On fend le rectum jusqu'au coccyx entre les fils qui tendent les deux lèvres de la plaie. L'introduction d'une valve de Sims, l'action de deux écarteurs latéraux permettent de faire de l'œil et du doigt une exploration satisfaisante. L'index pénètre dans la fistule et trouve une ouverture ovale dans la paroi rectale, un canal oblique et court d'un demi-pouce de long, un second orifice circulaire dans la paroi vésicale et, enfin, une pierre. Taille périnéale médiane. On retire un calcul de 18 grammes. Avivement des bords de la fistule. suture. Suture en trois plans de la partie postérieure du rectum : un premier plan intestinal, un deuxième interstitiel, un troisième cutané. Drainage rectal et vésical. Le dixième jour, ablation du drain rectal ; le quatorzième jour, du drain périnéal. La fistule est oblitérée.

BRODDIN, *New-York medical Journal*, 16 janvier 1896.

Obs. 53. — *Fistule recto-vésicale. Incision. Mort.*

M. F..., âgé de 44 ans, est reçu, le 22 octobre 1885, au sanatorium du professeur Sonnenburg. Son médecin, le docteur Stern, avait diagnostiqué chez lui une communication de la vessie avec une portion de l'intestin, probablement du gros intestin.

Le malade est d'une famille très bien portante. A l'âge de 32 ans, il a eu une forte dysenterie. Il a toujours vécu modérément, et nie tout infection gonorrhéique ou syphilitique.

Au mois de juin 1884, il remarqua qu'au moment où il urinait, des gaz sortaient de son urèthre. Comment et pourquoi cela est-il arrivé, il n'en sait rien. Voici comment il décrit la première manifestation du symptôme :

« J'urinai dans un cabinet : le jet s'arrêta brusquement et des gaz sortirent de l'urèthre avec un bruit sonore. Je n'éprouvai aucune douleur. Après la sortie des gaz, l'urine revint. »

Depuis ce temps, le malade sentait souvent de la cuisson en urinant et le symptôme récemment décrit se répéta de temps en temps. Tous les autres symptômes de communication faisant défaut, le docteur Stern soupçonna le développement des gaz dans la vessie même et chercha s'il n'y avait pas de pierre. N'ayant rien trouvé, il tourna ses prescriptions contre la cystite qui fut guérie bientôt.

Au mois d'août 1885, il éprouva un chatouillement dans l'urèthre et un morceau de fèces solide, long de 2 centimètres et modelé sur l'urèthre sortit de la tanière uréthrale sans être accompagné d'urine. Bientôt après, le malade vit dans son urine des grains de baies qu'il avait mangées la veille. De temps en temps aussi on y trouvait de petits morceaux de fèces. Depuis quatre jours, le testicule droit est enflammé. Dans les derniers jours, le malade a maigri considérablement. On l'examine d'abord sans chloroforme dans la position de la taille. Le rectum se laisse bien dilater. La muqueuse a l'air normale, il n'y a pas d'hémorrhoïdes.

Aucune trace de formation de fistule dans le voisinage du rectum ni de la prostate. Plus loin, un peu au-dessus de la prostate, on trouve un endroit épaissi dans la paroi rectale, mais même la sonde la plus fine ne peut découvrir un orifice. Du lait injecté dans la vessie ne pénètre pas dans le rectum ; au contraire, si on injecte un liquide coloré dans le rectum, il sort par la vessie.

Après ces examens, on observe soigneusement les fèces et l'urine du malade. Les fragments de fèces contenus dans l'urine sont d'une coloration foncée et se présentent au microscope comme débris d'aliments végétaux ou animaux. Les excréments rejetés par l'anus sont normaux et ne contiennent pas d'urine. Le malade dit qu'il a la sensation de gaz se rapprochant tout près de l'anus, puis se dirigeant en avant et sortant par l'urètre.

De ces symptômes, il résulte :

1° Que la communication est une fistule vésico-rectale ;

2° Qu'elle a la forme d'une soupape ou bien qu'elle présente des sinuosités très compliquées ;

3° Que probablement elle ne se trouve pas à la portion supérieure du rectum.

26 octobre. Patient examiné sous chloroforme. Quoique la main puisse pénétrer plus haut, on ne trouve ni orifice de fistule, ni aucun rétrécissement appréciable. Les jours suivants on obtient des selles liquides ; l'urine est pendant ce temps libre de fèces et la cystite est aussi améliorée.

Pour empêcher l'amas de fèces et l'entrée de ces dernières et des gaz dans la vessie (à la suite d'une forte pression) et pour obtenir une guérison spontanée, on incise, le 3 novembre, le sphincter anal dans sa partie postérieure. Au début, cette opération semblait avoir des suites bonnes, mais, dès que le sphincter commença à se refermer, les symptômes anciens revinrent.

Le 15 novembre, après plusieurs explorations infructueuses, la sonde pénètre au-dessus de la prostate, dans la paroi antérieure du rectum, à travers un petit orifice rond, et suit un long canal dirigé en avant et en bas. On sent facilement le bouton de la sonde dans la région périnéale. On fait l'incision sur le bouton et on fend le canal entier jusqu'au rectum. On arrive maintenant immédiatement dans la vessie. Le cathéter introduit dans la vessie n'est séparé du doigt que par la paroi vésicale ; cependant, sur l'espace dénudé, on ne peut pas trouver la communication entre le rectum et la vessie.

On espérait maintenant qu'à la suite de la cicatrisation des parois de la plaie, la fistule vésico-rectale, située plus haut, descendrait en bas et deviendrait plus accessible. Car on devait s'abstenir, pour le moment, de toute autre opération. L'ouverture de la vessie, faite dans le but de pénétrer de là à la fistule, aurait à peine donné quelques résultats, vu les adhérences manifestement très étendues du rectum et de la vessie. En outre, cette opération, vu la difficulté de se rendre compte des circonstances, n'aurait dû être considérée que comme le dernier refuge. Cependant, les accidents ultérieurs devaient, en général, prohiber toute intervention chirurgicale.

Dans la première nuit après l'opération, vomissements intenses, malaise continu.

16 novembre. La température monte à 38°,8 (avant l'opération elle était au-dessous de la normale) ; pouls petit 120. Le malade, très inquiet, a les joues d'un rouge fiévreux, la langue devient sèche. La plaie est béante et a l'air malpropre ; on la remplit d'abord d'iodoforme, puis on la rince avec de l'angilla acetica, et on panse à la gaze thymolo-sublimée.

Le 21, la plaie est propre ; des granulations se produisent au fond assez vite. État général le même. Température oscille entre 38 et 39 degrés. Pouls rapide, région inguinale gauche résistante et sensible à la pression. Vessie de glace, onguent gris.

Pendant les trois semaines suivantes, l'état général ne change pas ; les symptômes généraux graves ne sont en aucun rapport avec l'étendue et l'aspect de la plaie. Parfois, surtout après les évacuations alvines, l'état subjectif s'améliore. La douleur et la résistance de la région inguinale gauche varient tellement d'étendue, de localisation et d'intensité, le malade est tellement affaibli par la fièvre qu'on ne peut songer à l'opération. L'exploration digitale du rectum ne donne rien. L'urine examinée tous les jours contenait une fois seulement, quatorze jours après l'opération, des traces de fèces ; de même, des gaz sortaient rarement de l'urèthre.

30 novembre. Dans les derniers huit jours, l'urine était tout à fait claire. La courbe de la température montre des élévations vespérales allant à 39°,2, avec grosses rémissions matinales de 36°3. La langue qui, un moment, avait été propre, est de nouveau sèche et saburrale. Les symptômes locaux de la région inguinale gauche (matité, résistance et sensibilité à la pression) laissent présumer la formation d'un abcès en cet endroit. Nulle part la fluctuation ne fut observée. L'examen est rendu difficile à cause de la distension de l'abdomen et d'un léger météorisme. Ce dernier fait penser plutôt à une péritonite chronique (tuberculeuse). La matité splénique a augmenté décidément. La ponction avec l'appareil de Potain ne ramène pas de pus.

3 décembre. Le malade ne peut rien manger. On le nourrit avec la sonde œsophagienne. Vers le soir, grande inquiétude, collapsus. Le 4, à 1 heure et demie de l'après-midi, mort.

Autopsie le lendemain. Corps assez gros, élancé. Peau pâle, tissu adipeux assez développé. Muscles rouge foncé, secs.

A l'ouverture de l'abdomen : épiploon gras, légèrement transparent. Instestin grêle contracté, gros intestin gonflé de gaz. Péritoine gris rougeâtre, lisse et brillant. L'incision qui traverse les muscles abdominaux arrive un peu à gauche de la ligne médiane sur un foyer purulent d'où, par la pression sur les anses intestinales, s'écoula du pus jaune-verdâtre en assez grande abondance.

Après l'ablation des intestins, on voit que les abcès forment des cavités énormes étendues depuis le bassin jusqu'au rein, séparés seulement par une mince toile de la cavité abdominale. A gauche, le pus contient des débris necrotiques des tissus. L'anse sigmoïde adhère solidement en deux endroits : autour d'elle on trouve un foyer purulent encapsulé.

Après l'extraction des organes du bassin *in toto*, on voit, entre les deux anses adhérentes, une fistule admettant le petit doigt; juste au-dessus d'elle, une cicatrice étroite et annulaire rétrécit le rectum. Au pourtour de ce rétrécissement on voit trois autres orifices fistulaires dont deux mènent dans un abcès encapsulé, tandis que le troisième traverse obliquement la paroi postérieure de la vessie près du fond, sur la ligne médiane. La sonde passe bien plus facilement à travers la fistule du rectum à la vessie, qu'inversement. Dans toute la muqueuse intestinale, il n'y a pas d'abcès; mais au rectum, à 5 centimètres à peu près des fistules, on en trouve un profond sous-muqueux, nettement développé à la suite d'un abcès folliculaire. La muqueuse de la vessie et du rectum est intacte.

Les deux reins légèrement gonflés. Calices et bassinets non modifiés. La rate a quadruplé de volume, elle adhère dans toute sa circonférence au diaphragme. Pulpe assez molle, gris rouge. Foie gros, légèrement trouble, infiltré de graisse.

Les deux poumons sont sanguinolents, œdématiés. Cœur d'un volume moyen, très flasque, contient peu de sang.

Diagnostic : Rétrécissement de l'anse sigmoïde, fistule rectovésicale, fistules rectales internes complètes. Inflammation péri-intestinale et phlegmon.

Cette autopsie confirme le diagnostic de fistule recto-vésicale et explique comment le contenu rectal passait dans la vessie et le contenu vésical ne venait pas au rectum. Puis elle nous montre que, dans la position correspondante du rectum, il y avait encore une série d'autres orifices conduisant dans le tissu cellulaire lâche ; ces orifices ont donné lieu aux abcès encapsulés. De là s'étendit sans doute une forte suppuration dans le tissu sous-péritonéal jusqu'à la région lombaire. Là, à cause de sa situation profonde, recouverte qu'elle était par les anses intestinales gonflées, elle ne pouvait être diagnostiquée ni du côté du rectum, ni du côté des parois abdominales.

Quant à l'étiologie, l'autopsie ne put nous donner aucun renseignement convaincant.

Comme le malade n'a jamais été cathétérisé avant les premiers symptômes de sa maladie, il faut, de prime abord, exclure toute action fâcheuse du cathéter. Le plus probable est que la fistule est en rapport indirect avec la dysenterie d'il y

a douze ans. Le rétrécissement date probablement de ce temps
et il est sans doute exact de supposer que, par suite du passage difficile de matières fécales dures à travers ce rétrécissement, des abcès folliculaires se sont formés.

OPPENHEIM, *Berliner, Klin Wochenschr.*, 1886,
in Th. Pascal.

OBS. 54. — *Fistule recto-vésicale. Sphinctérotomie. Guérison.*

M. L..., âgé de 27 ans, présente une prostatite aiguë sup-
purée au cours d'une blennorrhagie contractée en 1888.

Cet abcès s'ouvrit spontanément dans l'urèthre en 1890, un
an plus tard dans le périnée; l'abcès ne se tarissant pas, le
malade entre à l'hôpital en 1890, où l'on fait une incision externe évacuatrice de l'abcès. Comme le malade avait un rétrécissement de l'urèthre, on le dilate avec des bougies. Malgré
cela, il eut de la rétention un jour et, à l'examen, on reconnut
que l'extrémité du cathéter avait fait une fausse route et perforé à travers l'abcès la paroi rectale.

Dès ce moment toute l'urine passe par le rectum et les gaz
passent par l'urèthre; cependant, peu à peu la quantité d'urine
passant par le rectum diminue, puis cesse de passer, et les
gaz seuls continuent en passant par l'urèthre de témoigner de
la présence d'une fistule recto-vésicale. On tente, aussi bien à
l'hôpital qu'au dehors, de fermer à diverses reprises la fistule,
sans succès d'ailleurs (Becher ne mentionne pas par quels
procédés).

Le malade entre le 20 août 1893 à la clinique du docteur
Karewski, à Berlin.

A l'examen on trouve deux fistules, l'une siégeant au périnée,
l'autre à la *pars pendula*. Il ne passe pas d'urine par le rectum; en revanche un tiers au moins s'écoule par la fistule périnéale, mais il n'est pas possible de trouver une fistule entre la
vessie ou l'urèthre et le rectum.

Examen de l'urine : réaction acide, contient du pus et de
l'albumine. Le 27 août, on extirpe le rétrécissement et les fistules, on ferme l'urèthre en le suturant sur un cathéter et, pour
recouvrir la brèche faite par l'opération, on fait une autoplastie
avec un lambeau pris au périnée; sonde élastique à demeure.

Six à sept jours après, la plaie est fermée et il ne reste plus qu'une petite ouverture fistulaire.

En octobre, on tente à nouveau, et en vain encore, de fermer la fistule en la suturant, et le malade devient de plus en plus chétif sans qu'on puisse trop expliquer pourquoi.

Bientôt apparait une épididymite droite et une fièvre intermittente et le patient souffre dans son rectum au moment de la défécation. Examinant le rectum, on trouve sur sa paroi antérieure une tumeur du volume d'une petite pomme; elle éclate au toucher et près de 500 grammes d'urine fétide s'en écoulent; une large communication entre la vessie et le rectum au-dessus de la prostate, par où toute l'urine passe par le rectum.

Le 13 novembre on fait la sphinctérotomie : puis on fend obliquement le périnée entre l'anus et le rectum et on libère le rectum en avant et en arrière. On avive les bords de l'orifice rectal et on le suture; on draine la vessie par le périnée et on ne suture pas la plaie péritonéale.

Cette opération échoue complètement : la fièvre tombe cependant et l'état général du malade s'améliore. Mais la fistule recto-vésicale persiste, des gaz et de petites quantités de fèces sortent par l'urèthre, l'urine s'écoule par le rectum. Au contraire, la fistule uréthrale s'est fermée tout à fait. L'amélioration de l'état général disparait bientôt et la température s'élève à nouveau, l'urine contient 4 0/0 d'albumine.

Au mois de janvier 1897, nouvelle tentative pour fermer la fistule. On incise circulairement le rectum et on l'attire en bas tant que l'orifice vésical est recouvert par la paroi rectale saine. Le segment inférieur abaissé du rectum, pareil à un prolapsus artificiel, dépasse l'anus. Le malade se sent beaucoup mieux après l'opération, la quantité d'albumine diminue beaucoup, mais les gaz continuent à passer par l'urèthre.

Le 16 mai. on entreprend une troisième opération. On résèque d'une façon typique le coccyx. On libère l'intestin sur toute sa circonférence et on extirpe la surface ulcérée ainsi que l'orifice fistulaire. Par la translation de l'intestin à la base du coccyx, on crée un intervalle aussi grand que possible entre l'intestin et la vessie pour empêcher, grâce à lui, qu'une nouvelle puisse se faire.

Environ quatorze jours plus tard, la plaie rectale s'était fermée et ni fèces ni gaz ne passaient par elle. L'albumine tombe à 1/3 0/0 et le malade quitte l'établissement avec une petite fistule périnéale par laquelle il ne perd que quelques gouttes d'urine. La fistule rectale ne récidiva pas.

J. BECHER, Th. Berlin, 1896, *Ueber die operation der Blasen. Mastdarmfisteln.*

OBS. 55. — *Fistule recto-vésicale. Avivement. Suture.*

M. B..., 36 ans, a eu plusieurs blennorrhagies : pas d'autres maladies antérieures, pas d'affection antérieure du rectum. La blennorrhagie, devenue chronique, avait dans les derniers temps eu une recrudescence suivie de cystite; l'urine devint trouble, sanguinolente, la miction douloureuse. Un jour fort frisson et ténesme vésical et rectal marqué. Le malade va consulter un médecin qui fait un cathétérisme très douloureux pour le malade et prescrit des cataplasmes. Après un nouveau frisson, surviennent des douleurs rectales vives, de la diarrhée en même temps que la miction est arrêtée brusquement.

Le 16 janvier 1893, le malade se rend à la clinique du docteur Karewski.

A l'examen du rectum, on trouve sur sa paroi antérieure, au milieu d'une surface ulcérée, un orifice de la dimension d'une pièce de 5 pfennings. Cet orifice communiquait au-dessus de la prostate normale avec la vessie dont la paroi postérieure était également perforée. Par cet orifice anormal passe presque la totalité de l'urine, qui s'écoule ainsi par l'anus.

Le malade est très cachectique et à une température élevée. Le jour même on fait l'opération. Sectionnant transversalement le périnée, entre l'anus et le scrotum, on libère la prostate et l'urèthre en avant, le rectum en arrière, en protégeant autant que possible le Douglas.

Après en avoir avivé les bords, on suture l'orifice rectal, puis on fait la sphinctérotomie. Drainage vésical par le périnée. La plaie rectale se ferme par première intention. Au bout de quinze jours, la fistule du drain seule persiste pour disparaître au bout de quatre semaines. Le malade part guéri.

Depuis trois ans, pas de récidive. Cependant, quelque temps après son départ, le malade souffre d'une incontinence vésicale qui spontanément disparait au bout de peu temps.

J. BECHER, Th., Berlin, 1896.

OBS. 56 (Inédite). — *Fistule recto-vésicale. Deux opérations par la voie rectale. Taille hypogastrique et périnéale. Amélioration.*

Apostolo, âgé de 20 ans, entré salle Velpeau le 24 février 1902. Le malade n'a jamais eu de blennorrhagie. A l'âge de 12 ans il fut opéré par taille rectale d'un calcul vésical. Depuis lors il perd ses urines par le rectum. Jamais il n'a rendu de matières ni de gaz par l'urèthre. A l'âge de 20 ans il vient en France pour se faire soigner : il entre d'abord à l'Hôtel-Dieu où il reste pendant 25 jours, et de là est envoyé à Necker le 28 février.

Etat actuel. Pas de difficultés à la miction. Le malade pisse par son urèthre, mais perd aussi une grande quantité d'urine par le rectum. Il n'a pas d'hématurie, et ses urines sont claires.

On introduit une sonde dans l'urèthre ; elle ne pénètre pas dans la vessie, mais sort dans le rectum. Il s'écoule en effet quelques matières par la sonde et par le toucher rectal on sent dans le rectum le bout de la sonde. Pour l'introduire dans la vessie on est obligé de se servir du mandrin, mais il faut que le doigt rectal repousse en avant cette sonde ainsi guidée dans l'urèthre. Le canal est absolument libre.

L'inspection permet de constater au niveau de la paroi antérieure du rectum, à un centimètre au-dedans de l'anus, une ouverture un peu plus large qu'une pièce de 50 centimes, plus étendue dans le sens transversal. La pulpe de l'index introduit permet de sentir les bords indurés cet orifice. A bout de doigt on sent un autre orifice sur la paroi antérieure du rectum.

Vessie sensible.

Urines troubles avec débris fécaloïdes.

Le malade souffre continuellement dans le bas-ventre.

La région sacrée est enflammée, excoriée.

Etat général bon.

Le 22 mars, 1re opération par M. Pasteau.

Incision bi-ischiatique.

Dédoublement pré-rectal jusqu'au-dessus de la fistule.

Avivement des orifices vésical et rectal.

Sutures transversales de la vessie.

Sutures transversales du rectum au catgut.

Pansement par tamponnement à la gaze.

Sonde à demeure.

Changement des sondes tous les quatre jours.

Au bout d'une quinzaine de jours on s'aperçoit qu'il existe une fistule vésico-rectale, et une fistule uréthro-périnéale, les fils moyens seuls des sutures ayant tenu.

Sonde à demeure et lavages vésicaux jusqu'au 22 mai.

Le 11 juin. Sonde sur mandrin dans la vessie.

Sonde bougie par le périnée.

Il s'écoule très peu d'urine par la sonde uréthrale, presque toute passe par le rectum.

Le 16 juin. 2e opération par M. Pasteau.

Incision pré-rectale.

Dédoublement.

Suture au catgut après avivement des orifices fistuleux.

Sonde à demeure périnéale.

Tamponnement à la gaze aseptique.

Au bout de 48 heures on enlève le tamponnement; on laisse la sonde périnéale pendant 15 jours.

Le 15e jour sonde sur mandrin par l'urèthre.

Il n'y a pas de matières fécales dans l'urine bien qu'elle vienne encore trouble. Cependant, malgré la sonde à demeure urétrale, le malade urine par le périnée.

Pansement deux fois par jour, lavages vésicaux à l'eau boriquée.

Cet état persistant, on décide d'intervenir à nouveau.

3e opération par M. Legueu le 19 juillet.

Taille périnéale et taille hypogastrique.

Drainage par les deux plaies. Sonde à demeure.

Tous les deux jours pansement et lavage de la vessie.

23 juillet. Enlèvement de la sonde urétrale et remplacement du drain hypogastrique par une sonde de Petzer.

Puis pansements plusieurs fois par jour, la plaie hypogastrique s'étant infectée.

31 juillet. On purge le malade, et dès ce jour on voit l'urine

s'écouler à nouveau par la plaie périnéale, alors que depuis l'opération elle n'y passait plus.

Pansement tous les jours.

A ce moment, le malade urine par sa plaie hypogastrique et par le périnée; la fistule vésico-rectale est restée fermée depuis la seconde intervention.

Au bout de quelque temps cependant la quantité d'urine passant par le périnée diminue, et le malade quitte l'hôpital le 27 décembre porteur d'un appareil en caoutchouc destiné à recueillir les urines qui s'écoulent par sa plaie hypogastrique.

Obs. 57 (Inédite). — *Recueillie à l'hôpital Necker et reconstituée grâce à l'obligeance de M. le docteur Albarran. — Fistule vésico-rectale. Opération par voie périnéale. Urétroplastie. Guérison relative.*

Menu... Georges, 30 ans. De la très confuse histoire de ce malade nous avons pu savoir que, il y a quelques années, il fut soigné à l'hôpital de Lille pour une fistule recto-uréthrale ou recto-vésicale, consécutive à des phénomènes septiques dus à des débris d'une bouteille qui avait été introduite dans le rectum.

Ce malade urinait déjà par le rectum depuis plusieurs années, lorsque, au mois de février 1902, il fut attaqué dans le bois de Vincennes. Ses agresseurs lui donnèrent de nombreux coups de couteau et, lorsqu'il entra alors dans le service de M. le professeur Terrier à la Pitié, on constata : 1° une plaie de la paroi antérieure de la vessie due à un coup de couteau qui avait séparé en deux la symphyse pubienne ; 2° plusieurs plaies périnéales et rectales ayant sectionné l'urèthre, le rectum, la vessie, les testicules et la verge. Ces plaies sont suturées par M. Gosset. Mais des accidents d'infiltration gangréneuse d'urine survinrent, et, après de nombreuses péripéties, le malade quitta la Pitié fin juillet, perdant toute son urine par un large orifice périnéal commun au rectum et à la vessie.

Une tentative de restauration autoplastique aurait été faite sans succès à l'hôpital de la Charité.

Le 28 novembre 1902 le malade est admis à l'hôpital Necker, salle Velpeau, lit 19, dans le service de M. le professeur Guyon.

État actuel. — Paroi abdominale : on constate sur la ligne médiane une cicatrice large de 1 centimètre, haute de 7 à 8, commençant à la racine de la verge et allant vers l'ombilic. La blessure dont elle témoigne intéressait les téguments et la vessie ; on constate en outre dans l'hypocondre droit une cicatrice oblique, longue de 4 à 5 centimètres, parallèle à l'arcade crurale et située à 5 centimètres au-dessus d'elle.

Verge : la verge, retenue par de larges cicatrices, se trouve couchée entre les deux testicules, le gland accolé au périnée, en avant de l'orifice cloacal que nous décrirons. Seul le gland est resté intact, au delà la paroi inférieure de l'urèthre manque comme chez un hypospade.

Testicules intacts, contenus dans des bourses racornies et cicatricielles.

Périnée : la portion périnéale de l'urèthre est représentée par un infundibulum en cul de poule dont la profondeur n'est que 1 centimètre et demi : au delà, jusqu'à l'ouverture vésico-rectale (cloaque) on ne voit plus que du tissu cicatriciel.

L'intestin et la vessie s'ouvrent ensemble dans la partie postérieure du périnée par un large orifice commun, par où s'écoulent l'urine et les matières. Allongé d'avant en arrière, cet orifice a un diamètre antéro-postérieur de 3 centimètres et demi et 2 centimètres de largeur. En y introduisant le doigt on pénètre en arrière dans le rectum, en avant dans la vessie et, entre ces deux organes, on sent profondément la cloison incomplète à bord inférieur mousse qui les sépare. On ne trouve aucune trace de la prostate ni des vésicules séminales.

Troubles fonctionnels. Le malade perd ses urines dans la station debout, au contraire il y a continence relative dans le décubitus dorsal. Les matières fécales sont retenues quand elles sont solides, il y a au contraire incontinence quand elles sont liquides.

Urines. Ses caractères sont variables suivant les jours. Le malade dit avoir remarqué des modifications constantes. Urine avec dépôt grisâtre.

Etat général très bon. Le malade est robuste et très bien constitué. Aucun autre organe ne présente de lésions.

Opération : 8 décembre 1902 par M. Albarran.

Dans le but de faciliter les suites opératoires, M. Albarran se propose d'établir un drainage hypogastrique de la vessie. Ce fut le premier temps de l'opération, dont l'autoplastie constitua le second temps.

1° Taille sus-pubienne,

2° Le malade étant placé en position périnéale, les cuisses fortement relevées :

A. Incision bi-ischiatique, qui de chaque côté va de l'ischion à l'union du tiers antérieur et des deux tiers postérieur de l'ouverture anale. Une autre incision demi-circulaire contourne toute la partie postérieure de l'anus et vient rejoindre en avant de chaque côté, l'incision bi-ischiatique.

B. Dissection du rectum jusqu'au delà de son union avec la vessie.

C. De chaque côté, section longitudinale de la paroi rectale se dirigeant en haut et en avant : l'incision du côté droit rejoint en V celle du côté gauche au-dessus du point où la vessie et le rectum sont confondus.

D. Le rectum peut alors être complètement isolé.

E. Suture complète de la paroi rectale par deux plans superposés. La muqueuse d'abord, la couche musculaire ensuite.

F. La vessie étant attirée vers la plaie, on suture sur la ligne médiane sur la sonde qui sert de guide, ce qui reste, en avant de la paroi rectale pour reconstituer l'urèthre profond. On réussit ainsi à former un canal, qui de la vessie vient aboutir au périnée et qui se trouve séparé du nouvel orifice anal par un espace cruenté qu'on bourre avec de la gaze.

G. La sonde introduite par la vessie au début de l'opération est alors retirée.

H. On place dans la vessie les tubes de drainage hypogastrique de Guyon et on ferme la plaie abdominale.

Suites opératoires simples et régulières.

Deuxième opération, 22 janvier. — A ce moment le malade est pourvu d'un anus continent. En avant de l'anus se trouve une cicatrice qui le sépare d'un orifice permettant le passage d'un Béniqué n° 60 qui pénètre dans la vessie. Par cet orifice l'urine s'écoule lorsque le malade est debout depuis quelque temps. Lorsqu'il est couché, il peut la retenir plusieurs heures, et urine avec un fort jet.

La deuxième opération a eu pour but de refaire la portion périnéale de l'urèthre en utilisant le petit tronçon du canal qui restait en avant. Par des lambeaux pris sur les côtés, l'urèthre périnéal a été reconstitué et par la suture on l'a abouché à l'orifice cutané de l'urèthre profond reformé dans la première opération. Une sonde béquille n° 20 va de la racine des bourses à la vessie.

Troisième opération. — L'urèthre périnéal se continue maintenant jusqu'à la vessie, mais un des lambeaux s'était sphacélé en partie ; la troisième opération a eu pour but de refaire la portion manquante du canal.

Le 23 avril le malade a quitté l'hôpital sans attendre l'opération que M. Albarran se proposait de faire pour reconstituer l'urèthre pénien.

Résultat des opérations : Le malade ne perd pas ses urines, la vessie se continue par un canal qu'on peut facilement sonder et qui aboutit au périnée en arrière des bourses. Jusqu'au moment du départ du malade on passait tous les deux jours le Béniqué 60 dans ce nouveau canal. En somme le nouvel urèthre était formé :

Paroi supérieure : par ce qui restait de l'urèthre primitif du côté de la prostate ; au fond et plus en avant, par la peau cicatricielle du périnée.

Paroi postérieure : en haut, de la vessie à l'anus par une partie de la paroi rectale ; plus en avant par la peau du périnée des lambeaux.

Obs. 58 (*Inédite, due à l'obligeance de M. le docteur Albarran*). — *Fistule vésico-rectale. Incision bi-ischiatique, décollement du rectum, suture, guérison.*

M. A., 57 ans. — Il y a trois ans, ce malade a subi la taille périnéale pour l'extraction d'un gros calcul. La plaie ne se cicatrisa jamais complétement et il resta une fistule périnéale par laquelle l'urine s'écoulait constamment lorsque le malade était debout. Lorsqu'il était couché il pouvait conserver l'urine pendant une heure.

Il y a un an on pratiqua, à l'étranger, une opération pour

fermer la fistule. La plaie périnéale se ferma alors, mais le malade n'urinait que par le rectum.

En septembre 1903, ce malade vient consulter M. Albarran.

ÉTAT ACTUEL

Urèthre : plusieurs anneaux au niveau des portions scrotale, périnéale et bulbaire : les plus étroits laissent passer un explorateur à boule n° 15. Lorsqu'on laisse dans le canal un Béniqué n° 26 et qu'on pratique le toucher rectal, on sent sur la paroi antérieure du rectum, au niveau de la base de la prostate, une dépression en cul de poule dont le fond affleure le Béniqué.

Prostate : sa longueur du côté du canal est de 6 centimètres. Par le rectum on la sent régulièrement augmentée de volume dans ses lobes latéraux. Sur la ligne médiane le tissu cicatriciel prérectal ne permet pas de sentir nettement la glande.

Vessie : capacité 200 centimètres cubes. Non douloureuse au contact.

Rein gauche : non senti. Le *droit* est un peu augmenté de volume, mais à peine sensible à la pression.

Urines : 2 litres par jour en moyenne ; troubles, purulentes sans grand dépôt.

Éliminations urinaires à peu près normales.

Etat général assez bon quoique le malade soit maigre et délicat. Pas d'accès fébriles.

Opération. Chloroforme.

M. Albarran commença par faire l'urétrotomie interne à sections multiples et plaça dans la vessie une sonde n° 20. Le malade étant mis dans la position de la taille, les cuisses fortement relevées, on fit l'incision bi-ischiatique de la prostatectomie périnéale.

Le rectum fut soigneusement détaché de la prostate : dans ce but il fut d'abord largement libéré sur les côtés, jusqu'au delà de la fistule, et ce ne fut que lorsqu'on put passer le doigt au-dessus du trajet fistuleux que celui-ci fut sectionné.

Après section du trajet fistuleux il restait en arrière du côté du rectum une petite plaie n'ayant guère que 3 ou 4 millimètres de diamètre. En avant, le col de la vessie présentait un orifice

plus large qui se continuait sur la portion prostatique de
l'urètre.

L'orifice rectal fut fermé par une suture à double plan au
catgut fin. Après avivement circonférenciel ou sutura aussi le
col vésical et la portion voisine de la prostate.

Pansement par bourrage. Sonde à demeure.

Suites opératoires. — Pendant les premiers jours il ne se fit
aucun écoulement par la plaie, mais le sixième jour, il passa
une petite quantité d'urine. La sonde à demeure vésicale fut
retirée le vingtième jour (elle avait été changée tous les cinq
jours). Le malade urina alors par la verge, mais une petite
quantité de liquide s'écoulait par la plaie périnéale. On passa
alors tous les jours des Béniqué (du n° 48 au 54) et la plaie
périnéale finit par se fermer sept semaines après l'opération.

Résultat opératoire. — Le malade urine facilement par la
verge toutes les trois heures. La communication avec le rectum
est fermée. Les urines sont plus claires mais restent encore
troubles (pyélonéphrite).

VOIE TRANS-VÉSICALE.

A propos de la colotomie qu'il avait faite et dont Duménil rapportait l'histoire à la Société de Chirurgie en 1884,
M. le Professeur Le Dentu proposa déjà cette voie.
« Cette discussion me suggère une idée, disait-il : on
substitue par ces opérations, une infirmité à une autre.
Ne serait-il pas plus pratique et plus raisonnable d'ouvrir la vessie ? Étant donnée la petitesse de la fistule,
l'examen direct pourrait peut-être suffire à déterminer
des interventions moins graves. Ce n'est, du reste, qu'un
point que je soulève. La taille hypogastrique, en ce
cas, n'aurait pas les difficultés dues aux pierres. Les
conditions pourraient être favorables. »

Cette méthode n'a cependant été employée pour la

première fois qu'en 1894, par M. Pousson. qui en a fixé ainsi le manuel opératoire (1) :

PREMIER TEMPS : *Incision de la paroi abdominale et ouverture de la vessie.* — Contrairement à ses devanciers, Pousson fait l'incision verticale commune. Cependant, on peut faire une incision transversale ou bien en T renversé, ajouter même l'ouverture de la symphyse pubienne.

L'espace prévésical ouvert, il peut être difficile de reconnaître la paroi vésicale et de relever le cul-de-sac à cause de l'impossibilité de dilater préalablement la vessie. Le cul-de-sac reconnu, le relever en grattant la paroi antérieure de la vessie avant de la ponctionner directement ou sur un cathéter introduit par l'urèthre.

L'ouverture de la ponction est agrandie à l'aide d'un bistouri boutonné, ou mieux encore au moyen d'un coup de ciseau et un fil de soie plate est passé dans chacune de ses lèvres pour les soulever en les écartant, les écarteurs de Legueu, de Bazy, de Watson pourront ici rendre de grands services.

DEUXIÈME TEMPS : *Avivement.* — La vessie est ouverte, chercher l'orifice fistuleux, l'attirer au jour si possible ; sinon l'aviver sur place avec l'arsenal ordinaire des instruments destiné à l'opération de la fistule vésico-vaginale par les procédés américains. L'avivement devra être large (un bon demi-centimètre au moins) et complet. L'opérateur s'appliquera à bien soigner les angles de la fistule. L'éclairage de la vessie au moyen d'une petite lampe à incandescence servira à surveiller, si cela

(1) Pousson, *Arch. provinc. de Chirurgie*, Déc. 1894.

est nécessaire, les progrès de l'avivement et à s'assurer de sa perfection.

Troisième temps : *Suture.* — Deux recommandations sont ici primordiales.

a) Éviter de rétrécir la lumière de l'intestin sous-jacent.

b) Enterrer les fils soigneusement dans l'épaisseur des parois vésicales.

La suture pour être solide doit être faite à deux étages : l'un profond et l'autre superficiel. Elle sera faite au catgut qui se résorbera dans l'épaisseur des tissus : la portion des fils saillante dans la cavité vésicale, si elle n'est pas évacuée par l'urèthre les jours suivants (ce qu'il faudra rechercher avec soin), sera extraite avec un petit lithotriteur.

Quatrième temps : *Fermeture partielle et drainage de la vessie.* — Pour une minorité, la vessie peut et doit être fermée et abandonnée à elle-même, la paroi abdominale suturée.

Pour la majorité et à notre avis, il vaut mieux drainer avec des mèches de gaze, des drains, ou mieux, avec des tubes de Guyon-Périer. Cette méthode assure le repos de la vessie en supprimant ses contractions, diminue la congestion de ses parois, assure, par conséquent, une circulation régulière et favorise la cicatrisation de la fistule. D'ailleurs, étant donné le milieu septique où l'on opère, le drainage sera indispensable pour assurer une antisepsie renouvelée. A cette méthode nous attribuerions volontiers la plus grande part dans la réussite de l'opération.

Du sixième au dixième jour, les tubes seront supprimés et l'orifice de la vessie pansé à plat. Si, comme

dans le traitement similaire de la fistule vésico-vaginale
par la vessie, on redoutait une occlusion trop rapide par
la vessie, il serait aisé de mettre une sonde à demeure
comme on le fait dans la méthode américaine.

Quelquefois, la vessie ouverte, on se trouvera en présence de plusieurs orifices fistuleux : s'ils sont assez
éloignés l'un de l'autre, faire comme précédemment.
Mais s'ils sont très rapprochés, devra-t-on faire deux
avivements circulaires ou un seul ovalaire ? Le second
paraît préférable et le rétrécissement que ce large avivement amènera n'a pas une grande importance pour le
rectum. Il est encore une autre observation qui a son
importance dans ce procédé; il faut avoir grand soin de
ne pas comprendre dans l'avivement et la suture un
des orifices uretéraux, et mieux vaut alors introduire dans
les orifices uretéraux deux cathéters que l'on laissera
temporairement à demeure.

On pourrait aussi aborder la vessie par la taille sous-
symphysaire préconisée par Legueu et Cathelin (1), dont
nous verrons le procédé plus loin.

Voie transpelvienne antérieure.

Plusieurs procédés ont été imaginés pour aborder la
vessie par cette voie, les uns n'intéressant que les parties molles, les autres, au contraire, agissant à la fois en
plus soit sur la symphyse pubienne, soit sur les branches
du pubis et de l'ischion.

Procédé de Langenbuch (2). — Faire sur la ligne médiane,
en avant de la symphyse, une incision verticale allant jus-

(1. F. Legueu et F. Cathelin, *Congrès d'Urologie*, 1903.
(2) Langenbuch : *Deutsche medic. Wochenschrift*, 1889, p. 179.

qu'à la racine de la verge ; sur l'extrémité inférieure de cette incision viennent se brancher deux incisions obliques à cheval sur la verge et les bourses. Legueu et Cathelin ont modifié cette incision dans leur procédé de la taille sous-symphysaire qu'ils ont remise en honneur ; ils lui ont substitué une incision arquée. Après avoir sectionné les téguments, on abaisse la verge, on coupe le ligament suspenseur et le ligament arqué, et par deux coups de pouce latéraux on abaisse facilement les parties molles et on arrive sur la face antérieure de la vessie. Cette opération facile donne assez de jour ; elle n'entraine qu'une faible hémorragie. Waldeyer a, en effet, démontré qu'il était possible, en suivant cette technique, d'arriver sur la vessie sans blesser les plexus veineux et la veine dorsale de la verge. Elle n'a pas cependant, croyons-nous, été appliquée à la cure des fistules vésico-rectales.

Les procédés de Helferich et Nichaus s'accompagnent de résection osseuse.

Procédé de Nichaus (1). — Nichaus fait une incision verticale sur la ligne médiane, au-dessus du pubis, descendant jusqu'à la symphyse, contournant la racine de la verge d'un côté et s'arrêtant au sillon génito-crural. Puis il fend la symphyse pubienne et sectionne la branche horizontale et descendante du pubis. La section de la branche horizontale a lieu juste en dedans de la veine fémorale. Réclinant en dehors le volet ostéo-cutané ainsi formé, il a une large brèche lui permettant d'accéder facilement aux parties inférieures et latérales de la vessie, en dehors du péritoine.

(1) NICHAUS : *Centralblatt für Chirurgie*, 1888, p. 521.

Procédé de Helferich (1). — Helferich incise les téguments d'une épine pubienne à l'autre et isole au bistouri les faces antérieure et postérieure de la symphyse en conservant le périoste vers les parties latérales. « D'un coup de ciseau vertical, il libère ces parties latérales sans avoir besoin d'entrer dans le trou obturateur. Il achève par un coup de ciseau perpendiculaire à la face antérieure de la symphyse. — On a ainsi une large brèche par laquelle on peut décoller le péritoine jusqu'au sommet de la vessie. »

A côté de ces procédés on peut placer ceux préconisés par Chalot et par Ollier, qui ont donné les règles de la résection définitive ou temporaire du pubis pour aborder la vessie et la prostate.

Enfin la symphyséotomie sera dans certains cas appliquée. Quelle que soit la méthode opératoire employée, une fois la vessie mise à nu, on la séparera du rectum au niveau du trajet fistuleux, on avivera et suturera isolément les orifices rectal et vésical au catgut, et l'on reconstituera la ceinture pelvienne. Mais, il faut bien le dire, ce sont là des procédés d'exception.

VOIE TRANSPELVIENNE POSTÉRIEURE OU SACRÉE.

Préconisé par Herczel (2) en 1890, ce procédé consiste à inciser les téguments du milieu du sacrum à l'anus et à le combiner, suivant le cas, avec une extirpation du coccyx d'après la méthode Verneuil-Kocher ou la résection du sacrum de Kraske. La résection temporaire ou

---

(1) HELFERICH : *Archiv. für klin. Chirurgie*, 1898, p. 645 et *Ann. des org. génito-urin.*, 1886, p. 495.

(2) HERCZEL, *Beitraege zur klin. Chirurgie*, 1889, p. 690.

définitive effectuée, on cherchera à libérer la face antérieure du rectum. On introduira une sonde métallique
dans l'urèthre et on se guidera sur elle, car, par suite
de la présence de la fistule, on ne peut distendre la vessie par l'injection. Autant que possible, on opérera extra-
péritonéalement. Si la fistule est au-dessous du repli de
Douglas, il faut s'efforcer de ménager celui-ci: si, au
contraire, elle est au-dessus, il faudrait l'ouvrir après
avoir mis des clamps intestinaux afin de s'opposer à
l'issue de l'urine et des matières fécales dans le péritoine. Arrivé sur la fistule, on avive des deux côtés et on
suture. « Une perte de substance très étendue de même
que l'infiltration et l'induration de la région pourraient
contre-indiquer toute idée de suture et seraient susceptibles d'amener à la résection du rectum. Peut-être même
sera-t-on, dans un cas semblable, obligé de faire un anus
iliaque temporaire, mais dont la durée serait subordonnée
aux modifications qu'il fait subir à la fistule. Si, sous son
influence, elle ne se modifiait pas, même avec des cautérisations, tout au moins la nouvelle opération à entre-
prendre directement sur la fistule bénéficierait-elle de
l'intervention première en ce que le cours des matières
aurait été détourné. » (Chavannaz.) Becher (1) a dans un
cas, après résection du coccyx, fait, après libération de
l'intestin et extirpation de la fistule, la translation du
rectum à la base du coccyx, créant ainsi un large intervalle entre la vessie et l'intestin. Déjà Karewsky avait
émis l'idée de réséquer le coccyx et éloigné le rectum de
la vessie.

(1) BECHER, *Ueber die Operation der Blasenmastdarmfisteln*, Th., Berlin 1896.

Voie transpéritonéale.

« L'incision de la paroi devra être placée très bas, de façon à obtenir beaucoup de jour et à ne pas être obligé de plonger de trop haut dans le petit bassin.

» Pour rechercher le siége de la fistule, recherche qui sera souvent difficile, quatre-vingt-dix-neuf fois sur cent peut-être impossible, il est absolument nécessaire de suivre, pour ainsi dire, un fil conducteur afin de ne pas être exposé à s'égarer au milieu de la masse d'adhérences et de tissus morbides qui occupent presque toujours le petit et souvent une grande partie du grand bassin. Le mieux est de se guider sur l'intestin qu'il faudra dérouler et suivre jusqu'au niveau de la fistule en détachant prudemment et aussi loin que possible toutes les adhérences qui le fixent aux organes voisins. Arrivé sur le siége de la fistule, il faudra décoller l'intestin d'avec la vessie si ces deux organes sont directement adhérents, disséquer et extirper le trajet fistuleux, si la communication des deux réservoirs est indirecte.

» On procédera ensuite à l'avivement et à la suture de la perte de substance créée sur l'intestin et sur la vessie par le décollement. Ici encore il est nécessaire de commencer par l'intestin pour ne pas s'exposer, dans le cas d'un orifice intestinal petit, à ne plus retrouver cet orifice au moment où, la suture vésicale terminée, on voudrait le suturer à son tour. La suture de l'intestin est d'ailleurs plus facile que celle de la vessie, en raison de sa mobilité qui fait qu'on peut l'amener aisément dans la plaie. Au contraire, la situation profonde de la vessie, sa fixité, sa friabilité résultant d'une inflammation prolongée font de la suture de cet organe le temps le plus difficile de l'opération. Or, il faut que cette suture soit particulièrement bien soignée pour éviter une fistule urinaire plus prompte encore à se produire, comme on sait, qu'une fistule stercorale. Quant au mode de suture à employer : points séparés à la Lember pour l'intestin, ordinaires pour la vessie.

» On ne recherchera jamais la réunion immédiate de la plaie hypogastrique; la nature des lésions, la longueur des manœuvres intra-abdominales, l'impossibilité d'une antisepsie parfaite imposent le drainage, de préférence avec des mèches qui resteront en place au moins pendant une huitaine de jours (1). »

Obs. 69. — *Fistule recto-vésicale. Laparotomie, suture. Deux mois après, colotomie. Mort.*

Herczel a tenté une laparotomie chez un homme porteur d'une fistule vésico-rectale. Il est arrivé à décoller le rectum d'avec la vessie, ce qui lui permit de constater sur chaque organe un trou de 5 millimètres de diamètre dont il ne put aviver les bords à cause de la profondeur à laquelle il opérait, mais qu'il parvint à suturer à la soie. Drain dans la plaie abdominale qu'on enlève au bout de quatre jours.

Au bout de 9 jours issue de pus et matières fécales par la plaie à l'endroit où était le drain. Matières fécales dans l'urine. Deux mois plus tard, colotomie. Le bout inférieur de l'S iliaque est suturé ; le bout supérieur fixé au dehors; mort du malade au bout de 8 jours.

La fistule était due non pas à un cancer comme on l'avait cru avant l'opération, mais à la perforation dans la vessie d'un des nombreux diverticules que présentait le rectum.

HERCZEL, *Pesther médic.-chirurg. Presse,* 1890.

(1) TERRIER et DEMONS, *Revue de Gynécologie,* juin 1898.

Obs. 60. — *Fistule recto-vésicale. Laparotomie.*
Entéro-anastomose. Guérison.

Homme, 23 ans. Dès sa première enfance crises violentes
de douleurs abdominales avec signes atténués d'occlusion intestinale.

En novembre 1889 le malade est atteint de typhlite qui ne
suppure pas mais laisse à sa suite une tumeur, de la douleur
et de la fièvre. En janvier 1890 on constate des évacuations de
pus dans la vessie et dans le rectum ; en outre des gaz et des
matières s'échappent par l'urèthre. L'état général devient très
grave, il ne prend que des aliments liquides, encore provoquent-
ils des douleurs violentes.

Laparotomie latérale, tumeur volumineuse occupant l'origine
du gros intestin ; vu l'état de faiblesse, entéro-anastomose
entre l'intestin grêle et le côlon transverse.

On décolle ensuite le péritoine pariétal pour aller à la
recherche de l'abcès, et on tombe sur une masse solide dans
laquelle on pratique 4 ponctions blanches.

La plaie guérit en quelques jours : la santé revient rapide
ment. véritable résurrection.

BOIFFIN, *Soc. Chirurgie*, 1891, 22 avril.

B. — FISTULES VÉSICO-RECTALES CHEZ LA FEMME

Beaucoup plus rares chez la femme que chez l'homme à cause de l'interposition des organes génitaux entre le rectum et la vessie, elles sont comme celles de l'homme justiciables du traitement médical et du traitement chirurgical.

I. — Traitement médical.

Le traitement médical ne présente rien de particulier. L'ayant étudié longuement chez l'homme, nous n'y reviendrons pas.

Obs. 61. — *Fistule recto-vésicale. Traitement médical. Guérison.*

Jeune fille de 20 ans, qui ayant soulevé un lourd fardeau et s'étant en même temps fortement refroidie, fit une psoïtis qui suppura. Au bout de six semaines l'abcès s'évacua à la fois par la vessie et par le rectum, créant une fistule. Guérison complète par le traitement médical.

Eble, cité par Tuffier et Dumont.

Obs. 62. — *Fistule recto-vésicale. Traitement médical. Guérison.*

Femme âgée de 36 ans : n'a jamais eu d'enfant, pas de maladie antérieure, pas de syphilis ni de gonorrhée. Il y a 3 ans, paramétrite due à une cause inconnue. La paramétrite suppure : le pus se fraie le chemin à travers l'intestin, probablement près de la flexure sigmoïde.

Après 8 mois, la malade se rétablit, la fistule se ferme.

18 mois après, récidive. Paramétrite tellement étendue que l'utérus entier est englobé d'une masse molle. Abcès s'ouvrant de nouveau dans l'intestin : au bout de 3 ou 4 semaines il s'ouvre également dans la vessie. Pus, gaz, selles liquides et solides sortant par l'urèthre.

La communication entre le rectum et la vessie dure 2 mois. Puis l'orifice vésical se ferme; ensuite, beaucoup plus tard, l'orifice rectal. Après 5 mois la malade est complétement rétablie.

> **J. R. Hermanides** : *Nederl. Tijdschrift voor Geneeskunde*,
> 1889, II, in th. Pascal.

Position spéciale.

Obs. 63. — *Fistule recto-vésicale. Position spéciale. Guérison.*

Femme ayant accouché 6 ou 8 mois auparavant : fistule vésico-intestinale. Repos dans une position telle qu'il ne puisse passer aucune matière fécale dans la vessie. On prend soin que le ventre reste toujours libre. Guérison spontanée.

II. — Traitement chirurgical.

Le traitement chirurgical des fistules vésico-rectales chez la femme puise des indications spéciales dans certaines particularités étiologiques et anatomiques qui distinguent ces fistules de leurs congénères chez l'homme.

1° Elles sont plus souvent curables par suite de leur fréquence à la suite de suppurations pelviennes;

2° La brièveté et la grande dilatabilité de l'urèthre permettent l'exploration intravésicale et le traitement cystoscopique de la lésion;

3° La présence du vagin rend la fistule abordable par la voie vagino-vésicale;

4° Enfin, la disposition de l'appareil génital de la femme interposé entre la vessie et le rectum fait que les lésions sont toujours élevées et le plus souvent intrapéritonéales (1).

Chez la femme comme chez l'homme nous trouvons les différentes méthodes de traitement :

Traitement indirect avec la *colotomie;*
Traitement direct par voie *rectale;*

    —   — *transvésicale;*
    —   — *transpelvienne antérieure;*
    —   —   — *postérieure ou sacrée;*
    —   — *transpéritonéale;*

La *voie périnéale* est remplacée ici par la voie *vagino-vésicale.*

(1) Tuffier et Devost : *Des fistules intestino-vésicales chez la femme.*

Enfin, chez la femme aussi *l'extraction de corps étrangers* a donné des résultats favorables.

Nous avons encore trouvé une observation dans laquelle une intervention très indirecte, puisqu'il s'agissait de la simple incision d'un abcès, a pu amener la guérison d'une fistule recto-vésicale.

COLOTOMIE.

OBS. 64. — *Fistule vésico-rectale. Colotomie iliaque. Mort.*

Femme 30 ans. Fistule intestino-vésicale double. Communication établie. d'une part, entre le sommet de la vessie et le rectum, d'autre part. Le point de départ des accidents chez cette malade a été évidemment une inflammation péri-utérine consécutive à l'accouchement, inflammation qui a provoqué des adhérences de l'intestin avec le sommet de la vessie et un travail ulcératif au niveau de ces adhérences.

« Par dérogation à ce qui a été fait jusqu'alors dans tous les cas où l'on a appliqué la création d'un anus artificiel au traitement des fistules vésico-intestinales et à ce que j'ai fait moi-même antérieurement, j'ai opéré ici dans la région inguinale, d'après la méthode de Littre. J'y ai été conduit par la difficulté souvent trop grande qu'on éprouve à pratiquer la colotomie lombaire, par les erreurs qui ont été commises dans la recherche de l'intestin. erreurs quelquefois bien difficiles à éviter quand il s'agit de trouver à une grande profondeur le côlon, vide souvent. complèt ...ent revenu sur lui-même. Mais je suis convaincu, après cette seconde expérience, que c'est la colotomie lombaire qu'il faut pratiquer à tout prix dans les cas de fistules vésico-intestinales, si l'on veut tirer de l'anus artificiel un bénéfice assuré par ce fait qu'on obtient facilement un éperon.

» L'anus iliaque établi facilement. l'écoulement des matières se fit aisément, mais non d'une façon complète; des matières passaient également dans le bout inférieur. Mais. à partir du jour de l'opération (6 février) le passage des matières et des gaz dans la vessie cessa complétement; les mictions devinrent moins fréquentes et ne furent plus douloureuses, quoique l'urine continuât à être un peu troublée par des globules de pus. La malade meurt, le 29 avril, de pneumonie hypostatique; quelques jours avant sa mort, des matières avaient reparu dans les urines et des gaz s'échappaient de nouveau par l'urèthre.

» Comment expliquer ce fait que les matières aient cessé de passer par la vessie, l'anus artificiel remplissant les fonctions d'un véritable diviseur? Les déjections que le bout inférieur continuait à recevoir s'étaient dépouillées en grande partie de leurs éléments liquides qui passaient par l'anus artificiel. »

DUMÉNIL, *Soc. de Chirurgie*, 22 octobre 1884.

VOIE RECTALE.

OBS. 65. — *Fistule recto-vésicale. Suture par voie rectale.*
Pas de résultat.

Chez les femmes, j'ai opéré une fois une fistule vésico-rectale (cas jusque-là non observé dans ce sexe). Elle s'était produite par un accouchement difficile. Les parois vaginales étaient, chez cette malade, presque entièrement adhérentes dans les deux tiers supérieurs et à travers les adhérences passait une fistule vésico-rectale. Un cathéter introduit dans la vessie passait immédiatement au-dessus du bord inférieur des adhérences vaginales à travers la fistule dans le rectum.

Naturellement la fistule ne pouvait être opérée que par le rectum. Je l'ai opérée déjà trois fois. Mais à cause des conditions défavorables (elle est située dans le tissu cicatriciel) je n'ai pas pu obtenir la guérison. Je vais essayer de réussir moyennant transplantation d'un morceau de paroi rectale.

G. SIMON D'HEIDELBERG, *Archiv. f. Klin. Chirurgie*, in th. Pascal.

Voie transvésicale.

Déjà par la dilatation de l'urèthre on peut arriver à introduire des instruments et cautériser la vessie directement.

On peut par la taille suspubienne oblitérer la fistule recto-vésicale, comme chez l'homme. Mais on peut aussi y accéder par la taille sous-symphysaire préconisée par M. Legueu pour l'extraction des corps étrangers de la vessie (1).

Voie transpelvienne postérieure ou sacrée.

De prime abord il semble difficile que ce procédé permette d'aborder la vessie sur toutes ses faces, l'utérus et les ligaments larges la masquant en partie. Cette méthode consiste en l'incision périnéale postérieure de Denonvilliers combinée avec l'extirpation du coccyx de Verneuil-Kocher ou la résection sacrée de Kraske. L'incision doit aller du milieu du sacrum à l'anus. Après avoir réséqué le coccyx et à la rigueur le sacrum sur une hauteur de 3 centimètres, on décolle le rectum et on le récline à l'aide de larges écarteurs mousses qui écartent en même temps les lèvres de la plaie et donnent ainsi beaucoup de jour. L'exploration des faces latérales et antérieure du rectum est ainsi possible et dans le cas où la fistule y siège on peut découvrir l'orifice fistuleux, l'aviver et le suturer. Si la fistule était dans le Douglas, intra-péritonéale par conséquent, il n'y aurait qu'à ouvrir le cul-de-sac (2).

(1) F. Legueu, *Annales des organes génito-urinaires*, décembre 1903.
(2) Tuffier et Demont.

VOIE TRANSPÉRITONÉALE

Obs. 66. — Fistule recto-vésicale. Laparotomie. Mort.

Mme J..., âgée de 57 ans, admise au John Hopkins Hospital au mois de novembre 1890. Bien réglée jusqu'à l'âge de 18 ans. À l'âge de 42 ans, elle eut des œdèmes des jambes avec hémorragie vaginale ; dès 50 ans, ces symptômes reparurent de temps en temps ; dans les derniers mois, ils sont devenus très marqués.

Les masses subovariennes gauche et droite furent enlevées. La malade guérit.

Au mois de mars 1896, elle revint à l'hôpital, se plaignant de douleurs pelviennes généralisées. Une ponction vaginale fut faite ; d'une cavité située entre l'utérus et la vessie s'écoula un sang rouge foncé contenant des caillots.

Elle se plaignit, à ce moment, du passage de bulles de gaz dans ses urines. Au cystoscope, je vis un orifice d'un millimètre et demi de diamètre dans le quart inférieur gauche de la paroi postérieure de la vessie ; du pus en sortait et la sonde y pénétra sur l'étendue d'un centimètre.

Je ne l'ai revue qu'au mois de mars 1898. Elle était alors âgée de 64 ans. Mon ami, le docteur Cullen, à l'examen de la vessie, trouva une petite rougeur autour du trigone et une autre plus marquée au-dessus et à gauche. Aucune ouverture ne put être aperçue, quoiqu'on vit des bulles de gaz et des particules de fèces venir du côté de l'aine injectée. Une injection rectale de lait apparut dans la vessie.

Le 23 mars, l'abdomen fut ouvert. La partie supérieure et gauche de la vessie adhérait fortement au rectum. Les adhérences furent séparées graduellement et alors je trouvai une espèce de fort cordon fibreux d'un millimètre de diamètre qui unissait la vessie au rectum. Il fut sectionné ; puis je suturai les bords de l'orifice rectal de la fistule recto-vésicale moyennant quelques sutures matelassières. L'orifice vésical fut fermé de la même façon.

La malade alla bien pendant vingt-quatre heures, mais elle était tellement affaiblie qu'elle succomba sans qu'il y eût hémorragie ou péritonite.

H. A. KELLY et W. MAc CALLUM. *Journal of the American medical association*, 1898. II.

VOIE VAGINO-VÉSICALE.

On pourra, dans certains cas, être autorisé à tenter l'oblitération de la fistule recto-vésicale, para-vaginale, ou à la fois recto-vaginale et vésico-vaginale par des cautérisations. Simpson obtint ainsi une guérison. Ou encore pourra-t-on toucher les orifices ou le trajet au thermo, au galvano-cautère. Mais on peut aussi par cette voie intervenir par la *méthode sanglante*.

« Simon mène sur la paroi vaginale antérieure, à un demi-centimètre en avant de la lèvre antérieure du col, une incision de trois centimètres; sur cette première incision vient s'en brancher une seconde de deux centimètres se dirigeant directement en avant de façon à figurer une incision en T. A l'aide de pinces à griffes introduites dans la vessie à travers cet orifice, on saisit la muqueuse vésicale et on l'attire dans le vagin. On peut ainsi cautériser, aviver, suturer l'orifice fistulaire.

» L'autre main agit par la paroi abdominale au-dessus de la symphyse et refoule le sommet de la vessie vers la plaie.

» Pour pratiquer facilement l'incision, il faut dilater le vagin avec les dilatateurs de Simon ou le speculum de Bozeman, de façon à tendre la paroi antérieure ou bien faire descendre l'utérus et la partie supérieure du vagin. L'hémorragie est arrêtée par torsion des vaisseaux. La suture ultérieure de l'incision n'offre aucune difficulté

D'ailleurs, elle ne sera fermée que quand la fistule vésico-rectale sera oblitérée (1). »

D'autre part, dans deux cas, l'un de Thun, l'autre de Jemings, on a pratiqué « l'atrésie vaginale », l'oblitération de l'orifice vaginal.

Obs. 67. — *Fistule recto-vésicale. Cautérisation par le vagin. Guérison.*

Simpson rapporte le cas d'une malade atteinte de fistule vésico-rectale; les matières pénétrait dans la vessie, mais l'urine ne pénétraient pas dans le rectum. La fistule guérit par des applications de nitrate d'argent sur le cul-de-sac latéral du vagin, près duquel passait la fistule.

Cité : Bravis, *Transactions Edinburg Obstrical Society,* XIX, 1893-94.

Obs. 68. — *Fistule recto-vésicale. Oblitération de l'orifice vaginal. Mort.*

La malade entre à l'hôpital de South Dublin Lexion le 21 septembre 1871. Il y avait 20 ans qu'elle avait accouché, les suites de cet accouchement très difficile la tourmentaient constamment.

Émaciée, elle vint à l'hôpital pour être délivrée de ses souffrances. On lui proposa une opération que d'abord elle accepta mais ensuite refusa. On ne put donc que lui faire une *atresia vulva*, moyennant réunion sanglante des lèvres : l'écoulement de l'urine fut rendu possible par l'introduction d'une grosse sonde élastique. Bien qu'au moment de l'opération on n'eût pas employé d'anesthésique, peu d'heures après un vomissement tenace s'installa. A cause de cela on enlève les sutures dès le lendemain et les surfaces déjà adhérentes se séparent à nouveau. Cinq jours après l'opération, mort.

Autopsie : Au premier moment, quand les intestins furent

(1) Terrien et Demont

extraits du bassin, il semblait que l'iléon était fixé par des adhérences simples à une tumeur qui remplissait tout le petit bassin. Mais à l'examen plus minutieux on s'aperçut que l'iléon était tout à fait séparé et que les deux bouts se terminaient séparément dans un cloaque. A droite, l'iléon était imperméable et du volume d'une plume d'oie : à gauche, il passait dans le cloaque sans modification de lumière. Le cloaque communiquait en haut avec l'iléon ; en avant avec la vessie, en arrière avec le rectum, en bas avec le vagin. D'ailleurs aucune trace de péritonite ancienne ou récente. La mort fut la conséquence de l'épuisement.

JESSINGS : *Dublin Journal of Med. Science*, 1874, in th.
Pascal.

Obs. 69. — *Fistule recto-vagino-vésicale. Oblitération de l'orifice vaginal. Guérison.*

Jeune fille 23 ans. Toujours bien portante, réglée régulièrement. Il y a 10 semaines, le 28 avril 1889, premier accouchement. Il fut difficile, car il dura 3 jours et demi. Un médecin appelé enfin fit une perforation et le travail se termina en 20 minutes. Une légère fièvre puerpérale à la suite ; elle se passe, mais dès l'accouchement la malade rend involontairement son urine. Elle maigrit, est prise de *phlegmatia alba dolens* de la jambe gauche.

Le 4 juillet 1889 elle entre à la clinique de Greifswald. A l'exploration bimanuelle on arrive tout de suite derrière la symphyse à la vessie dont la paroi postérieure fait totalement défaut et n'est représentée que par un bord étroit. L'urèthre est complètement oblitéré en arrière, dans la paroi postérieure du vagin il y a aussi une fistule par laquelle le doigt pénètre facilement dans le rectum. Donc fistule vésico-vaginale et recto-vaginale.

Le 15 on procède à l'opération. Sous chloroforme avec toutes les précautions antiseptiques on avive l'entrée du vagin en enlevant la muqueuse et les petites lèvres sur 1 centimètre et demi avec le couteau et les ciseaux. On suture les surfaces saignantes avec de la soie et on met un pansement iodoformé maintenu par un bandage en T.

BIBLIOTHÈQUE NATIONALE IMPRIMÉS

Les jours suivants l'urine n'est pas secrétée goutte à goutte par le vagin ; mais la malade la rend toutes les 2 à 4 heures par l'anus. Aussi les selles passent après que la malade eut pris de l'huile de ricin. La malade se plaint de maux de tête et de douleurs dans la jambe et le pied gauches.

Le 23 on enlève les sutures ; on aperçoit près du coin antérieur de la plaie une petite fistule, on l'avive largement le 8 avril.

Le 15 on voit après ablation des sutures qu'elle s'est réunie par première intention.

La malade se lève le 19 août, mais prétend qu'elle perd de l'urine par le vagin. Ce symptôme disparait de lui-même au bout de quelques jours. La malade se rétablit visiblement et rend l'urine et les fèces par le rectum. Pour éviter une hématométrie au moment du retour des régles on fait le 14 septembre une castration double. La malade se lève le 20.

Le 5 octobre, on voit que l'anus est enflammé à cause du passage de l'urine, contre cela on applique la pâte de Lassar. La malade avait pendant quelque temps des douleurs violentes dans le rectum, probablement à cause de la décomposition des fèces sous l'influence de l'urine.

Elle partit guérie le 18 octobre.

M. EMES, *Ueber den Verschluss der Scheide bei Blasenscheidenfisteln thèse Greifswald 1889.* In th. Pascal.

EXTRACTION DE CORPS ÉTRANGERS.

OBS. 60. — *Fistule recto-vésicale. Taille pour calcul, lavages vésicaux. Guérison.*

Mme R... âgée de 50 ans, mère de 5 enfants, a été étonnée en 1877 de voir passer avec son urine quelques petits calculs. Mais sa santé était bonne, seulement dans la région iliaque droite elle sentait une douleur constante.

Au mois de novembre 1881, elle éprouva après une longue promenade un violent besoin d'uriner. C'est alors qu'elle remarqua que son urine avait une couleur peu naturelle et une odeur fort désagréable ; durant plusieurs jours même état ; puis une quantité considérable d'urine fétide et mélangée de pus s'écoula de son urèthre au milieu de fortes douleurs et d'un ténesme notable.

Après cela, la douleur dans la région iliaque droite disparaît et ne revient plus. Cependant une constipation opiniâtre s'installa.

Un jour, après avoir mangé des prunes, elle remarqua qu'un noyau de même que quelques particules d'aliments sortirent avec son urine; des gaz commencèrent aussi à passer avec son urine, causant de fortes douleurs. La malade commence à maigrir, mais la morphine améliore sa santé.

Le 10 février 1883 elle appela le Dr Goodell. Il diagnostiqua un calcul vésical, l'enleva et trouva que son noyau était formé de matières fécales. Quelques jours après il fit une injection rectale d'eau colorée en rouge, l'eau s'écoula par l'urèthre.

Lavages vésicaux répétés et alimentation ne donnant que le moins possible de résidu irritant la vessie, amenèrent de pair avec l'opération une amélioration rapide et la malade est maintenant guérie de ses troubles urinaires.

Comme les aliments trouvés dans l'urine étaient à moitié digérés, Goodell pense qu'outre la fistule recto-vésicale il devait y en avoir une autre entre la vessie et l'intestin grêle.

W. Goodell, *Philadelphia med. Times.* 1883, in Ch. Pascal.

INCISION D'UN ABCÈS INGUINAL.

Obs. 61. — *Fistule recto-vésicale. Incision d'un abcès inguinal.
Guérison.*

Mlle M. B..., 55 ans, se présenta au Guy's Hospital avec un abcès de l'aine gauche. Un an auparavant elle avait eu des douleurs dans cette aine, six mois plus tard elle fut atteinte de ce qu'elle appelait fièvre gastrique. Cette fièvre dura six semaines; les intestins fonctionnaient bien pendant ce temps là, il n'y avait pas de diarrhée. Mais, dès qu'elle se leva, les douleurs dans l'aine gauche redoublèrent. Pendant quelque temps son urine était épaisse et sanguinolente.

Au moment de l'émission, les gaz s'échappaient de son urèthre l'urine était chargée de pus et de matières fécales. Son aine gauche était gonflée et indurée ; une ouverture se trouvait au-dessus de l'arcade fémorale et du pus fétide s'en écoulait. L'examen par le vagin et le rectum ne révéla rien.

Bryant, voyant qu'il y avait une communication évidente entre l'intestin (probablement le gros intestin), la vessie et l'abcès, pensait qu'il fallait donner issue au contenu de l'abcès et incisa celui-ci le 9 juin. L'incision, longue de deux centi-mètres, découvrit une cavité remplie de pus et de fèces. Un morceau de charpie huilée fut introduit dans la plaie : on prescrivit de la quinine et le vin. Depuis cette incision, les gaz cessèrent de passer par la vessie. L'urine contenait encore du pus.

10 juin, douleur pendant la miction, d'où mictions peu abon-dantes. Quelques jours après on remarque que l'urine passe par le rectum.

Le 21, l'ouverture inguinale s'étant en partie fermée, Bryant fait une nouvelle incision. Ceci amène tout de suite la chute de la faiblesse qui s'était installée.

Le 26, les gaz passent librement par l'abcès inguinal. Le lavement fait dans le but de nettoyer le rectum sort par l'ou-verture de l'abcès. Malade très affaiblie : pouls 99.

6 juillet. Fèces apparaissent dans la plaie.

8 — Lavement nutritif sort par la plaie.

16 — Stomatite aphteuse : chlorate de potasse, lait.

20 — Amélioration. Pas de fèces dans la plaie.

29 — Gaz et fèces passent par le rectum. On ne les voit pas une seule fois par l'uréthre.

2 août. Plaie inguinale en train de guérir. La femme urine bien, sans gaz ni fèces : ses forces augmentent et le 25 août elle part tout à fait guérie.

BRYANT : *Medical Times and Gazette*, 1857, I, in th. Pascal.

CONCLUSION

Le diagnostic du siège et de la nature de la fistule rectale nettement établi :

1° Le traitement sera *médical* ou *chirurgical*.

Le traitement médical proprement dit n'ayant, comme traitement curatif, qu'une indication restreinte: celle des fistules recto-vésicales récentes où la sonde à demeure pourra être appliquée. Ce n'est là toutefois qu'un traitement d'exception. Toutes les autres fois, le traitement médical sera, ou bien palliatif, s'adressant aux cas inopérables, ou bien l'adjuvant du traitement chirurgical.

2° Le traitement *chirurgical direct* ou *indirect*.

Le traitement indirect avec la *colotomie* sera employé comme palliatif, ou encore dans le cas où l'anus contre nature devra être temporaire et préparer le terrain à une intervention directe.

3° Chez l'homme, les méthodes qui agissent par *voie rectale* ont à leur actif le plus grand nombre de succès. Elles seront les méthodes de choix; bien que cependant celles qui interviennent par la *voie périnéale* semblent acquérir une place prépondérante.

4° Chez la femme, la voie *vagino-vésicale* sera préférée aux autres, en ce qu'elle donne un accès facile et que les résultats acquis permettent de la classer au premier rang.

5° La méthode *transvésicale* par taille sus-pubienne a contre elle « la difficulté d'évoluer à l'aise et avec sécurité dans une vessie adhérente, infectée, indurée et sans souplesse ».

6° La *laparotomie* enfin, exploratrice dans le cas où le diagnostic du siège n'a pu être exactement précisé, permettra de reconnaître la longueur, la disposition du trajet fistuleux, pourra devenir curative et sera la méthode de choix dès que la fistule vésico-rectale sera haut située et difficilement accessible par le rectum ou la voie périnéale.

INDEX BIBLIOGRAPHIQUE

BARTELS, *Die Traumen der Harnblase*, Berlin 1878.

BERNHARD, *Etude sur le traitement des plaies de la vessie par armes à feu*, Th. Paris 1879.

BLANQUINQUE, *Etude sur les fistules vésico-intestinales*, Paris 1870.

BÉTÉROLLE, *Klinische Chirurgie*, Berlin 1879.

J. BECHER, Th. Berlin 1896, *Ueber die Operation der Blasenmastdarmfisteln*.

CHAVANNAZ, *Des fistules vésico-intestinales acquises chez l'homme* Ann. des mal. des org. génito-urin., 1897 et 1898, p. 84.

CHALOT, *Traité de Méd. opérat.* Paris, 1898.

CHOPART, *Traité des maladies des voies urinaires*, 1830.

DEMARQUAY, *Mémoires sur les plaies de la vessie par armes à feu*, Paris, Bull. Soc. Chirurgie 1851.

MONOD, *Article fistules urinaires (Dict. Encyclopédique)*.

DUMÉSIL, *Revue de Chirurgie* 1884, p. 240. Applicat. de la colotomie au traitement des fistules vésico-intestinales.

D.-J. LARREY, *Campagnes et voyages*, de 1815 à 1840, Paris, 1841.

HELFENICH, *Archic. für Klinische Chirurgie*, 1898, p. 625. Annales des Maladies des Organes génito-urinaires, 1886, p. 495.

HERCZEL, *Beiträge zur operativen Behandlung der Blasenmastdarmfisteln. Beiträge zur Klinischen Chirurgie*, Tübingen 1889 A. Perthes Medic. Chir. Presse 1890.

HERCZEL, *Beiträge zur Klinischen, Chirurgie*, 1889.

HOUEL, *Des plaies et ruptures de la vessie*. Th. agrégation 1857.

J.-L. LARREY, *Mémoires de chirurgie milit. et campagnes*, Paris 1812-1817.

H. LARREY, *Rapport sur les plaies de la vessie par armes à feu.*
Soc. de Chir. 1851. T. II, page 328.

LANDENBUCH, *Deutsche medizinische Wochenschrift*, 1889, p. 179.

NICLAUS, *Centralblatt für Chirurgie*, 1888, p. 521.

ORNÉUX et HARTMANS, *Chirurgie du Rectum*, Paris 1895, p. 226.

POUSSON, *Bulletin médical*, oct. 1896, et *Arch. provinc. de Chirurgie*, décembre 1894. N. 12, p. 741-755.

PASCAL, *Des fistules intestino-vésicales acquises chez l'homme et la femme.* Th. Paris 1900.

PERRIN, *Gazette méd. de Paris*, 1872.

RICARD et LAUNAY, *Traité de Thérapeutique chirurgicale*, Paris.

ROCHET et DURAND, *Arch. prov. de Chirurgie*, 1896.

REDARD, *Gazette des Hôpitaux*, 1871.

THIBAUDET, Th. Lyon 1901. *Contrib. à l'Etude des blessures accidentelles de la vessie, pénétration au niveau de la région périnéo-anale.*

TUFFIER, *Traité de Chirurgie*, Duplay Reclus. T. VII, p. 570.

THOMPSON, *Traité pratique des mal. des voies urinaires*, 1874.

TUFFIER et DUMONT, *Revue de Gynécologie*, 1898.

ZUCKERKANDL, *Wiener Mediz. Presse*, 1889.

IMPRIMERIE CHAIX, RUE BERGÈRE, 20, PARIS. — 850-1-04. — (Encre Lorilleux)

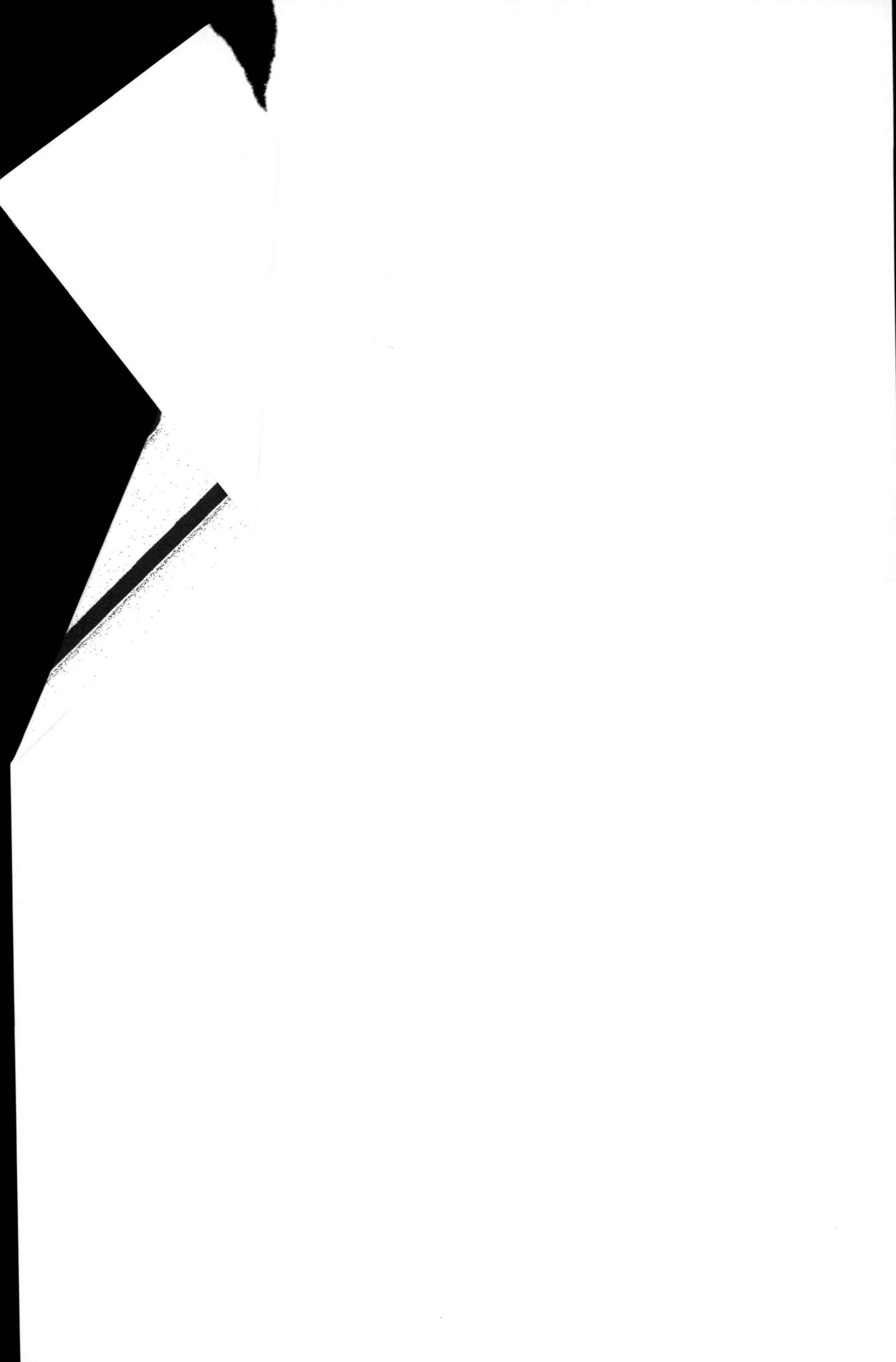

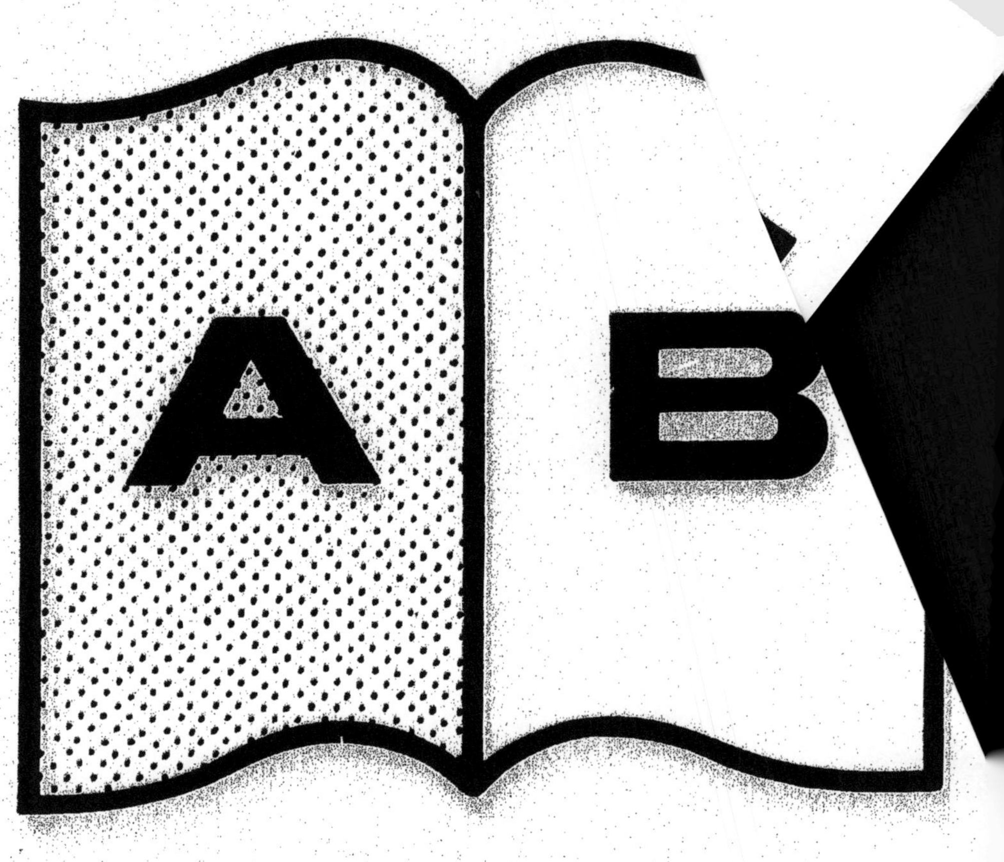

Contraste insuffisant

NF Z 43-120-14

www.ingramcontent.com/pod-product-compliance
Ingram Content Group UK Ltd.
Pitfield, Milton Keynes, MK11 3LW, UK
UKHW020935140726
13695UKWH00003B/1072

9 782013 564830